JN304100

環境衛生学実験
［第2版］

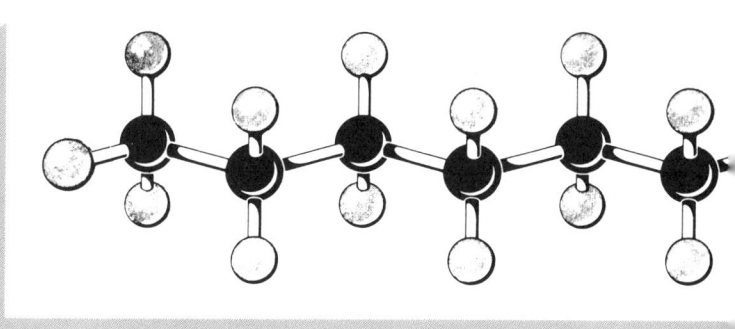

蔵楽　正邦
村松　　學
栗原　文男
叶多　謙蔵
小林とよ子　共著（執筆順）

建帛社
KENPAKUSHA

序

　近年，日本は工業の目覚ましい発展に伴い，経済の繁栄と生活水準の向上をもたらせた。しかし，この間，あらゆる環境の悪化は確実に進行していた。各地の環境汚染は住民の健康を害し，公害訴訟へと発展し，大きな社会問題になった。このような中でこの問題は国会で取り上げられ，全国的な公害対策を進めるために昭和42年（1967年）「公害対策基本法」が制定され，公害規制と自然環境保護の強化が図られることとなった。さらに，地球環境の保全のため環境への負荷の少ない社会の構築などを理念とする「環境基本法」が平成5年（1993年）11月に成立し，地球環境の保全が一層推進されるようになった。

　一方，国民の保健水準は，世界で最長の平均寿命を享受する程になり，反映として国民の疾病構造は，感染症が減少し，成人病など非感染症が増加するという変化が起こり，国民の保健に対する考え方にも変化を起こす結果になった。例えば，国民の保健ニーズの多様化，食品の安全性重視，生活環境の快適性重視など枚挙に暇が無い。

　国民の環境に対する考え方にも変化をみることができる。ある商品を購入するとき，その商品の環境への影響がどうなるのかが重要な選択肢になってきつつある。環境に優しい（省資源化，リサイクル，環境に対して安全など）といえない商品は敬遠され，環境に優しい商品開発に努力しない企業は，立ち行かなくなってしまう。これは世界的な流れでもある。

　生活環境の快適性を重視する上での社会的関心事は，日照の問題，騒音や悪臭に対する苦情，おいしい水の要求，森林浴，自然

食や有機農法への関心など，地域社会や近隣住宅あるいは個々の住空間へと高まり，より身近なより良い日常的生活環境の構築へと欲求は，強くなってきている。

このような状況に鑑み，環境保全の延長線上で，身近な日常的生活環境の衛生的要因を明らかにすることは，多くの人々の欲求を達成する上で，また一人一人の健康管理上不可欠である。

本書は，環境に関心をもつ人，環境の専門家になる人，環境問題の解決に携わる方々に諸環境要因についての概要，試験・測定方法，法律上の規制と管理，評価について平明に記述した。ご活用預ければ，執筆者一同，幸甚に存じます。

平成 9 年 6 月

執筆者一同

目 次

第1章 実験の基礎　　　（蔵楽）　*1*

1. 試験・測定方法の共通事項　　*1*
    1.1 単　位　　*1*
    1.2 比　率　　*3*
    1.3 濃度の表し方　　*3*
    1.4 質　量　　*3*
    1.5 体　積　　*4*
    1.6 温　度　　*4*
    1.7 時　間　　*4*
2. 実験上の注意　　*5*
3. 測定値の処理　　*7*
    3.1 用語と記号　　*7*
    3.2 測定値の取り方　　*8*
    3.3 測定値のまとめ方　　*9*
    3.4 共同実験における異常値の扱い　　*11*

第2章 空気環境の試験　　*15*

1. 温熱環境の測定　　　（村松）　*16*
    1.1 温度（気温）　　*16*
        (1)棒状温度計／17　(2)アスマン通風乾湿球湿度計／18　(3)自記温度計／19　(4)電気温度計／19　(5)最高最低温度計／19
    1.2 湿度（気湿）　　*20*
        (1)オーガスト乾湿計／21　(2)アスマン通風乾湿計／21　(3)毛髪湿度計／27　(4)デジタル温湿度計／27
    1.3 気流（気動）　　*27*
        (1)カタ温度計／28　(2)微風速計／30
    1.4 輻射（放熱）熱　　*31*

2. 温熱条件の総合評価と基準　　　　　　　（村松）　**32**
　　2.1　温熱条件の評価法　　　　　　　　　　　　　*32*
　　　　(1)感覚温度／32　(2)修正感覚温度／33　(3)新標準有効温度／34　(4)不快指数，温湿度指数／35　(5)ＷＢＧＴ指数／35　(6)ＰＭＶ／36　(7)ＰＭＶの算出方法／37
3. 温熱評価の人体側の要素　　　　　　　　　（村松）　**41**
　　3.1　クロ値（clo 値），着衣量　　　　　　　　　　*41*
　　3.2　メット値（met），代謝量（作業強度）　　　　*41*
　　　　◎湿り空気線図の見方　　　　　　　　　　　　*42*
4. 空気成分の測定　　　　　　　　　　　　　（栗原）　**44**
　　4.1　検査の準備　　　　　　　　　　　　　　　　*44*
　　4.2　環境調査　　　　　　　　　　　　　　　　　*44*
　　4.3　試料の採取　　　　　　　　　　　　　　　　*45*
　　4.4　記　　録　　　　　　　　　　　　　　　　　*45*
　　4.5　環境基準　　　　　　　　　　　　　　　　　*45*
　　4.6　汚染物質の毒性　　　　　　　　　　　　　　*45*
　　　　(1)二酸化硫黄 SO_2／45　(2)一酸化炭素 CO／46　(3)二酸化窒素 NO_2／47　(4)二酸化炭素 CO_2／48　(5)浮遊粉じん／48　(6)空中細菌／48
　　4.7　測　　定
　　　　(1)二酸化硫黄 SO_2／49　(2)一酸化炭素 CO／54　(3)二酸化窒素 NO_2／57　(4)浮遊粉じん／59　(5)二酸化炭素 CO_2／62　(6)空中細菌／67　(7)総合環境測定器／69
5. 物理的環境の測定　　　　　　　　　　　　（蔵楽）　**70**
　　5.1　気　　圧　　　　　　　　　　　　　　　　　*70*
　　　　(1)水銀気圧計／70　(2)アネロイド気圧計／71
　　5.2　騒　　音　　　　　　　　　　　　　　　　　*72*
　　5.3　照　　度　　　　　　　　　　　　　　　　　*78*
　　5.4　紫外線　　　　　　　　　　　　　　　　　　*81*
　　　　(1)波長域による分類／81　(2)生理的作用／81　(3)光化学作用／82　(4)装置および原理／82　(5)操作／82
　　5.5　振　　動　　　　　　　　　　　　　　　　　*83*
　　　　(1)振動による被害／83　(2)装置および原理／85　(3)測定／86　(4)結果／87

第3章 水環境の試験　　89

1. 試料の採取および保存法　　（叶多）　92
(1)器具／92　(2)試料採取／92　(3)保存／92

2. 試験結果の表示　　（叶多）　94
2.1 浄水水質検査結果書　　94

3. 理化学試験　　（叶多）　96
3.1 一般性状試験　　96
(1)温度／96　(2)外観97　(3)濁度／97　(4)透視度／99
(5)色度／100　(6)臭気および臭気強度／101
(7)pH／103

3.2 溶存物質　　105
(1)亜硝酸窒素／105　(2)硝酸窒素および亜硝酸窒素／109　(3)塩化物イオン／112　(4)有機物質等／114　(5)硬度／117　(6)残留塩素／120　(7)鉄／122
(8)フェノール類／125　(9)陰イオン界面活性剤／129
(10)シアン化合物／132

4. 生物学的試験　　（小林）　137
4.1 一般細菌　　137
(1)混釈平板法／137　(2)塗抹平板法／138

4.2 大腸菌群および大腸菌の検出　　139

5. 水質汚濁関係の試験　　（小林）　145
5.1 水質汚濁の基準値　　145
5.2 採水方法　　147
5.3 溶存酸素　　147
5.4 生物化学的酸素要求量　　149
5.5 化学的酸素要求量　　151
(1)酸性高温過マンガン酸法／151

5.6 浮遊物質および溶解性蒸発残留物　　153
(1)浮遊物質／153　(2)溶解性蒸発残留物／154

第4章　生活環境に係わる試験　　（小林）　*155*

1. 細菌学実習の注意　　*155*
   - 1.1　器　具　　*155*
     (1)白金線等／155　(2)スライドガラス／155
   - 1.2　装　置　　*155*
     (1)乾熱滅菌器／155　(2)高圧蒸気滅菌器／156　(3)煮沸消毒器／156　(4)ふ卵器／156　(5)バイオクリーンベンチ／156
   - 1.3　消毒薬　　*156*
     (1)逆性石けん／156　(2)80〜90％エタノール／156　(3)クレゾール石けん液／157
   - 1.4　顕微鏡標本の作製方法　　*157*
     (1)グラム染色液の作成／157　(2)細菌の塗抹と固定／157　(3)染色操作／157　(4)顕微鏡による観察／158　(5)結果／158
2. 手指の細菌検査　　*159*
   - 2.1　手洗い法　　*159*
   - 2.2　ふき取り法　　*161*
   - 2.3　手形法　　*161*
3. 口腔内細菌の検査　　*162*
   - 3.1　口腔常在菌叢の観察　　*162*
   - 3.2　口腔内の衛生状態のチェック　　*164*
     (1)カリオスタット法／164　(2)歯垢の染め出し法／164
   - 3.3　むし歯（う蝕）について　　*164*
     (1)う蝕の病因に関する最近の考え方／165　(2)う蝕の型と関連細胞／165　(3)う蝕のメカニズム／166

索　引　　*167*

第1章
実験の基礎

1. 試験・測定方法の共通事項

　　　　生活の場である環境の質的および量的情報は，あらゆる環境要因を一定の基準で測ることで得られる。これらは，健康管理の上で，また安全な生活環境の維持・管理の上で，あるいは反対に，安全を欠く場合の改善対策，危険防止の行動計画および実施，その結果の評価などの上で重要な基礎になる。ここでは，試験・測定を行う場合の一般的事項について述べる。

1.1 単　位

　単位および記号は，表1-1にSI単位系（7基本単位，2補助単位，組立単位および固有の名称をもつSI組立単位）とSI単位と併用できるもの，表1-2に使用

表1-1　SI単位および併用できる単位と記号

SI単位	量：単位名（記号，組立方）		
基本単位	長さ：メートル(m)	質量：キログラム(kg)	時間：秒(s)
	電流：アンペア(A)	温度：ケルビン(K)	光度：カンデラ(cd)
	物質量：モル(mol)		
補助単位	平面角：ラジアン(rad)	立体角：ステラジアン(sr)	
組立単位	面積：平方メートル(m^2)　速さ：メートル毎秒(m/s)		
	モル濃度：モル毎立方メートル(mol/m^3)など		
固有の名称をもつSI組立単位	周波数：ヘルツ(Hz, s^{-1})	圧力：パスカル(Pa, N/m^2)	
	力：ニュートン(N, $kg\cdot m/s^2$)	仕事率：ワット(W, J/s)	
	エネルギー：ジュール(J, $N\cdot m$)	照度：ルックス(lx, $cd\cdot sr/m^2$)など	
併用する単位	時間：分(min)，時(h)，日(d)	角度：度(°)，分(′)，秒(″)	
	体積：リットル(L)	質量：グラム(g)，トン(t)	
	温度：セルシウス度(℃)		

表1-2 省令単位[1]

量	単位	記号
比重	比重	単位を付さない
	重ボーメ度	Bh
	日本酒度	単位を付さない
引張強度	パスカル	Pa
	ニュートン毎平方メートル	N/m^2
繊度	キログラム毎メートル	kg/m
	デニール	D
湿度	湿度百分率	%
粒度	メートル	m

(1) 通産省令で計量単位規則に規定された単位（一部省略）[1]

表1-3 SI接頭語

倍数	接頭語（記号）	倍数	接頭語（記号）
10^9	ギガ(G)	10^{-2}	センチ(c)
10^6	メガ(M)	10^{-3}	ミリ(m)
10^3	キロ(k)	10^{-6}	マイクロ(μ)
10^2	ヘクト(h)	10^{-9}	ナノ(n)
10	デカ(da)	10^{-12}	ピコ(p)
10^{-1}	デシ(d)		

表1-4 比率の記号[2]

比率の名称	記号
モル毎立方メートル	mol/m^3
モル毎リットル	mol/L
キログラム毎立方メートル	kg/m^3
グラム毎立方メートル	g/m^3
グラム毎リットル	g/L
質量百分率	wt % [mass % または % (w/w)]
質量千分率	wt ‰ [mass ‰ または ‰ (w/w)]
質量百万分率	wt ppm (mass ppm)
質量十億分率	wt ppb (mass ppb)
質量一兆分率	wt ppt (mass ppt)
体積百分率	vol % [% (v/v)]
体積千分率	vol ‰ [‰ (v/v)]
体積百万分率	vol ppm
体積十億分率	vol ppb
体積一兆分率	vol ppt
ピーエッチ	pH

(JIS K 0050-1991)

を強制するほど確立された単位でなく単に使用を推奨している省令単位，および表1-3に単位の10の整数乗倍を表す接頭語を示す。ただし，これは重複使用できない。

1.2 比　　率
比率を表す記号は表1-4のとおりとする。

1.3 濃度の表し方
試薬溶液の濃度の表し方は，次のいずれかとする。ただし，単に溶液と表し溶媒を示さないものは水を示し，水はイオン交換水か蒸留水を指す。

　　モル濃度（mol/L または mol/dm^3 など）

　　比率（質量%，体積%など）

　　単位体積の溶液中の溶質の質量（g/dm^3，g/L など）

水との混合割合：〔試薬 $(a+b)$〕は，試薬 a mLと水 b mLとを混合したことを示す。

1.4 質　　量
試料，試薬などの質量を量るには，化学天秤，微量化学天秤などを用いる。

るつぼ，ガラスろ過器，ガラス容器，秤量びんなどの恒量[3]は，時計皿などに載せてあらかじめ定められた温度に調節してある乾燥機に入れ，約1時間加熱し，るつぼばさみを用いて取り出し，デシケーター中で室温まで放冷後，るつぼばさみで取り出し，その質量を量る。

再び約1時間加熱し，デシケーター中で放冷した後その質量を量り，前の測定値との質量差が0.3 mg以下であれば恒量とする。この質量差が0.3 mg以上[2]であればこの操作を繰り返す。

1.5 体　　積

(1) 液体の体積：ビュレット，メスピペット，メスフラスコ，メスシリンダー，円錐形液量計などを用いる。

(2) 気体の体積：ガスビュレット，ガスメーター，注射筒，マイクロシリンジ，気体計量管などを用いる。

1.6 温　　度

温度は，ガラス製温度計，熱電温度計，光高温計などを用いて測定する。セルシウス温度によって，アラビア数字の後に℃を付けて表す。

JISの化学分析法通則[2)]では，標準温度は20℃，常温は15～25℃，室温は5～35℃，冷所とは1～15℃の場所，温水とは40～60℃，冷水とは15℃以下のものを指す。

1.7 時　　間

時間は各種の時計やタイマーなどの時間計を用いて計る。

表現は，○○秒，○○s，○○分，○○min，○○時，○○h，○○日，○○d などのようにする。

2. 実験上の注意

　　　　　実験は内容の十分な理解と周到な準備と正確な操作によって，よい結果を得ると同時に，実験の安全が確保される。ここでは実験に臨む態度，注意事項を挙げる。

（1）清潔，整頓
　実験台とその周辺の清潔・整頓は，実験を整然と進めていく上での基本的事項である。実験台の上に，すぐ使われないようなもの，器具，試薬などが乱雑に置かれている状態は，実験に失敗したり，危険な事故を起こす元になる。

（2）周到な準備
　実験の意味を十分に理解し，相応する身支度をして，実験に必要な試薬，器材，器具などを注意深く点検しながら整える。器材は，できるだけ完全なものを選び，実験の途中で壊れたり，不足したりしないよう配慮する。

（3）指導者の注意を守る
　指導者の示す注意は，危険に対する配慮が必ず盛り込まれているので，これを守る必要がある。

（4）実験の後始末
　実験を終了したら，後始末をするのは常識である。この時，電気・ガス・水道の安全確認も重要な点検事項である。
　ガスは，ガス器具独自のストッパー，ガス管をつけた元の栓，部屋全体の元栓と3段階の点検がある。
　電気は，プラグをコンセントから取り外す。
　水道は，使用しない時は蛇口を締め，漏水を避ける。還流，蒸留などの操作は，夜間は避ける。アスピレーターは還流式のものを用い，水道水の浪費を避けるように心がける。

（5）禁忌事項[4]

1) 無理な実験：時間に追われた状態，疲労した状態，体調の悪い状態など。
2) 一人だけの実験：小さな事故でも適切な処理ができず，あわててますます事故を大きくする。ひどい怪我をしたり，火に包まれたり，中毒で倒れてしまったら，致命的事故につながることもある。

（6）実験中の事故対策

　実験中は，ガラス器具や電気，ガス，引火性の薬品，危険な薬品などを使用するので，思わぬ傷害，火災，爆発，中毒などが起こる危険がある。まず，事故を起こさないよう前出(1)〜(5)の注意事項を守る。

　次に，事故を想定した対策をマニュアル化しておく。例えば，火災の場合であれば，出入口の近くで引火の危険がある実験をしないこと，また，逃げ口と方法を講じて置くなどである。

（7）応急処置[4]

(1) 飲んだ場合：うがいを繰り返し，大量の温水，食塩水を飲ませて吐かせる。
(2) 皮膚についた場合：付着した部分を大量の流水で洗う。また，患部を摩擦しないよう注意し，付着した衣類を取る。
(3) 目に入った場合：まぶたを開き，水道水で15分間洗う。
(4) ガス体吸入の場合：新鮮な空気中に移す。
　いずれも重篤の時は，医師の監督の下に置く。

（8）薬品の保管

　実験に使用する薬品は種類が多く，危険な薬品も多い。また，危険な薬品も危害の面からみれば多種多様で，安全な保管方法は，それぞれの危害性によって異なり，適切な方法を用いなければならない。

　管理方法は，高圧ガスが高圧ガス保安法，医薬用外劇物，医薬用外毒物が毒物および劇物取締法，危険物が消防法に定められ，分類し，保管することが義務づけられている。

3. 測定値の処理

　経験豊かな化学分析技術者が，どんなに細心の注意を払って得た測定値でも，真の値と多少とも異なってしまうものである。環境衛生学実験においても，実験で得た測定値から可能な限り真の値に近い値や信頼できうる値を得ることの努力は，欠くことができない。

　真の値との差の発生原因は，単純な記録ミスや機器の不調整，偶発的な気圧の変化など，はなはだ複雑であるが，統計手法を用いて，それぞれの測定から得られた測定値の集団の規則性を見い出せば，その精度や正確さおよび信頼性を知ることができる。測定値の統計処理は，測定値の活用において過誤を最大限取り除くなどに有益な手段である。ここでは，実験室などにおける測定値の一般的な取り方，まとめ方および表示の仕方について述べる。

3.1 用語と記号

n：試料数（測定を目的として採取された対象物）

x：測定値。個々の値は，x_1, x_2, x_3, ……, x_n と書く。

$\bar{x}$（エックスバー）：測定値の平均値

$$\bar{x} = \frac{x_1 + x_2 + x_3 + \cdots\cdots x_n}{n}$$

$x_{(i)}$：測定値を大きさの順に並べたとき，小さい方から i 番目の測定値

S：測定値の平方和

$$S = (x_1 - \bar{x})^2 + (x_2 - \bar{x})^2 + (x_3 - \bar{x})^2 \cdots\cdots + (x_n - \bar{x})^2$$

V：不偏分散

$$V = \frac{S}{n-1}$$

s（または$\hat{\sigma}$（シグマハット））：測定値の標準偏差

$$s \text{（または}\hat{\sigma}\text{）} = \sqrt{V}$$

8　第Ⅰ章　実験の基礎

　　R：範囲（最大値－最小値）
　　μ（ミュー）：母平均（母集団の平均）
　　σ（シグマ）：母標準偏差（母集団の標準偏差）

3.2　測定値の取り方

測定にあたっては，目的を明確にし，目的にあう試料の取り方，測定方法，測定機器の選択などを考慮しなければならない。

（1）目　　的

① 試料の取り方や測定方法，測定機器の特性を求める。
② 測定して得た測定値の平均値や標準偏差を求める。
③ 要因効果測定のため数種の因子について実験を行い，その結果を解析する。
④ ある測定方法の平行測定や再現測定などの精度，許容差および偏りの検討やチェックをする。

（2）数値の丸め方

(1) ある測定値を有効数字 n 桁の数値に丸める方法は，次のようにする。
　① $(n+1)$ 桁目以下の数値が5未満の場合は切り捨てる。
　② $(n+1)$ 桁目以下の数値が5をこえる場合は，n 桁目を1単位だけ加える。
　③ $(n+1)$ 桁目以下の数値が5の場合は，n 桁目が奇数であれば n 桁目に1単位だけ加え，n 桁目が偶数であれば切り捨てる。

表1-5　平均値の桁数[5]

測定値の測定単位	測定の個数			
0.1,　1,　10 0.2,　2,　20 0.5,　5,　50	──── 4未満 10未満	2～ 20 4～ 40 10～100	21～200 41～400 101～1000	
平均値の桁数	測定値と同じ	測定値より 1桁多く	測定値より 2桁多く	

(JIS Z 9041-1968)

(2) 平均値と標準偏差の桁数および数値の丸め方は，次のようにする。
　① 平均値は，表1-5の桁数まで表す。
　② 標準偏差は有効数字を最大3桁まで表す。

【例】 板の厚さをはかり，次の測定値（mm）を得た。

1.50	1.46	1.59	1.50	1.63	1.55
1.48	1.52	1.53	1.50	1.54	1.51

測定単位 0.01 mm，$n=12$ であるから，

$\bar{x}=1.526$ mm（測定値より1桁多く）

$s=0.0472$（有効数字3桁）

3.3　測定値のまとめ方

（1）記　　録

測定値を記録するときの併記事項として，測定対象の名称，採取方法と日時，測定の日時・温度・湿度・気圧，測定法，測定機器名と機器番号，測定者などを記録することが望ましい。

（2）グラフ化

多数の測定値を表にしただけではそこからの情報は得難いが，グラフ化するといろいろな情報が得られる。方眼紙などに，縦軸に測定の順序または時間を目盛り，これに測定値をプロットすると測定値のバラツキ，時間的変動などの現状をつかむことができる。

（3）度数分布

測定値の存在する範囲をいくつかの区間（通常，5～20の等間隔区間）に分け，各区間に属する出現度数を求めると測定値全体の分布の様子がつかみやすくなる。度数分布は，度数表，ヒストグラム，累積度数図などで表す。

1）区間の幅

範囲（$R=$ 最大値－最小値）を5～20の等間隔の区間に分けるように区間の幅を決める。方法は，R を1，2，5（あるいは 0.1，0.2，0.5 など）で除し，その値が5～20になるときのその除した数値が，区間の幅である。

2) 区間の境界値

　最大値と最小値を含むように区間の境界値を決める．まず，第1の区間の下側の境界値を決め，これに区間の幅を加えれば第1区間と第2区間の境界値になる．このとき第1区間は最小値を含み，境界値は最小値単位の1/2のところにくるように決める．以下順に区間の幅を加えて第2，第3……の境界値を求め，最後の区間が最大値を含むようにする．

3) 区間の中心値

次の計算式で中心値を求める．

$$第1区間の中心値 = \frac{第1区間の境界値の合計}{2}$$

$$第2区間の中心値 = \frac{第2区間の境界値の合計}{2}$$

$$\left[\begin{array}{l} または， \\ 第2区間の中心値 = 第1区間の中心値 + 区間の幅 \end{array} \right.$$

$$\vdots \qquad\qquad\qquad \vdots$$

4) 正規分布

　同一試料を同一条件で数回あるいは数10回測定する．そこで得られた測定値は必ず大なり小なりバラツキがある．

　このバラツキは，平均値 $\bar{x}$ 付近に集中し，平均値から外れるに従って現れる回数は少なくなる（図1-1）．図1-1のヒストグラムの各区間の中心値を結ぶと図1-2の正規分布曲線となる．

　この曲線は，母平均 μ に対して対称で，測定値などの出現頻度が一定の関係にあり，曲線の形は，母標準偏差 σ をもって表す．この σ は，μ を中心として $\pm\sigma$ だけの幅をとるときは全体の頻度の68.3%がその内側に入り，2倍の $\pm 2\sigma$ は95.5%，$\pm 3\sigma$ は99.7% が入る．したがって，この σ が判れば正規分布曲線の形が判り，また，その σ 値が大きければバラツキが広く，精度が悪いことをさす．

3．測定値の処理　**11**

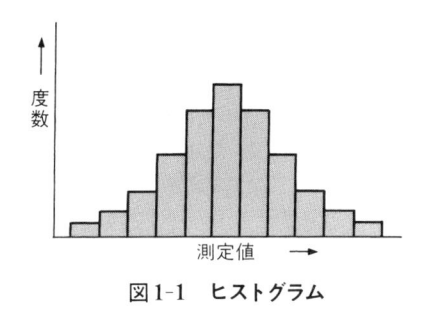

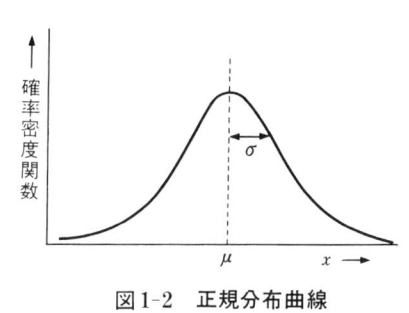

図1-1　ヒストグラム

図1-2　正規分布曲線

3.4　共同実験における異常値の扱い[6]

　共同実験で得られた数個の測定値のうちに，飛び離れた疑わしい値が含まれているときの処理法について述べる。

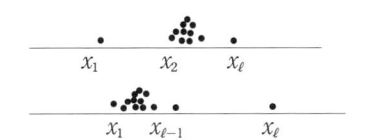

疑わしい値が最小値の場合

疑わしい値が最大値の場合

図1-3　疑わしい値の分布例

（1）Dixon の方法

　この方法は計算が簡単なので，試験・測定精度などに関する情報がないときよく用いられる。ただし，この方法で疑わしい値を1個捨てた後，さらに検定を続けたとき，次々にいくつもの値が捨てられることもある。この場合別の方法によるべきで，この検定方法は，原則として疑わしい値が1個しかないときに用いる。

　ℓ 個の平均値

$$\bar{x}_1 \leq \bar{x}_2 \leq \bar{x}_3 \leq \cdots\cdots \leq \bar{x}_{\ell-1} \leq \bar{x}_\ell$$

があるとき，疑わしい値 $\bar{x}_1$，または $\bar{x}_\ell$ を検討するためには，表1-6を用いる。この表に示された式によって，r_1，r_2，……などを計算し，その値が表1-6の

表1-6 最大値または最小値を検定するときの棄却限界値（Dixonの表）

データ数 ℓ	計算式	有意水準		
		0.10	0.05	0.01
3	$r_1=(x_2-x_1)/(x_{\ell-1}-x_1)$; 最小値が疑わしい	0.886	0.941	0.988
4	$=(x_\ell-x_{\ell-1})/(x_\ell-x_1)$; 最大値が疑わしい	0.679	0.765	0.889
5		0.557	0.642	0.780
6		0.482	0.560	0.698
7		0.434	0.507	0.637
8	$r_2=(x_2-x_1)/(x_{\ell-1}-x_1)$; 最小値が疑わしい	0.479	0.554	0.683
9	$=(x_\ell-x_{\ell-1})/(x_\ell-x_2)$; 最大値が疑わしい	0.441	0.512	0.635
10		0.409	0.477	0.597
11	$r_3=(x_3-x_1)/(x_{\ell-1}-x_1)$; 最小値が疑わしい	0.517	0.576	0.679
12	$=(x_\ell-x_{\ell-2})/(x_\ell-x_2)$; 最大値が疑わしい	0.490	0.546	0.642
13		0.467	0.521	0.615
14	$r_4=(x_3-x_1)/(x_{\ell-2}-x_1)$; 最小値が疑わしい	0.492	0.546	0.641
15	$=(x_\ell-x_{\ell-2})/(x_\ell-x_3)$; 最大値が疑わしい	0.472	0.525	0.616
16		0.454	0.507	0.595
17		0.438	0.490	0.577
18		0.424	0.475	0.561

(JIS Z 8402-1974)

棄却限界値以上ならば疑わしい値を危険率 α ％で捨てることができる。このときの危険率は原則として5％としている。$\bar{x}_1, \bar{x}_2, \bar{x}_3, \cdots\cdots \bar{x}_\ell$ がそれぞれ平均値でなく，各1個の測定値であってもよい。

(2) **Grubbsの方法**

ℓ 個の平均値

$$\bar{x}_1 \leqq \bar{x}_2 \leqq \bar{x}_3 \leqq \cdots\cdots \leqq \bar{x}_\ell$$

があるとき，次の計算式は T_1 または T_ℓ を求め，表1-7の棄却限界値に照らし棄却するか否かを決める。

① 疑わしい値が $\bar{x}_1$ であるとき

$$T_1 = \frac{\bar{\bar{x}} - \bar{x}_1}{\sigma_{\bar{x}}}$$

② 疑わしい値が $\bar{x}_\ell$ であるとき

$$T_\ell = \frac{\bar{x}_\ell - \bar{\bar{x}}}{\sigma_{\bar{x}}}$$

ここで，$\bar{\bar{x}} = \dfrac{\Sigma \bar{x}_i}{\ell}$ $\sigma_{\bar{x}} = \dfrac{\sqrt{\Sigma(\bar{x}_i - \bar{\bar{x}})^2}}{\sqrt{\ell - 1}}$

このT_1またはT_ℓの値が表の棄却限界値以上は，$\bar{x}_1$および$\bar{x}_\ell$は，危険率α%で捨てることができる。異常値が高い側に出るか，低い側に出るかわからない場合には，危険率を2倍にしなければならない。

表1-7 最大値または最小値の検定用棄却限界[7]

データ数	上限確率(α)			
ℓ	0.05	0.025	0.01	0.005
3	1.153	1.155	1.155	1.155
4	1.463	1.481	1.492	1.496
5	1.672	1.715	1.749	1.764
6	1.822	1.887	1.944	1.973
7	1.938	2.020	2.097	2.139
8	2.032	2.126	2.221	2.274
9	2.110	2.215	2.323	2.387
10	2.176	2.290	2.410	2.482
11	2.234	2.355	2.485	2.564
12	2.285	2.412	2.550	2.636
13	2.331	2.462	2.607	2.699
14	2.371	2.507	2.659	2.755
15	2.409	2.549	2.705	2.806
16	2.443	2.585	2.747	2.852
17	2.475	2.620	2.785	2.894
18	2.504	2.651	2.821	2.932
19	2.532	2.681	2.854	2.968
20	2.557	2.709	2.884	3.001

(F. E. Grubbs, G. Beck:Technometrics, 14, 847, 1972)

●資料・文献

1) 松山裕：やさしい計量単位の話, ㈶省エネルギーセンター, 117, 1996
2) JIS K0050-1991
3) 日本食品工業会・食品分析法編集委員会：新食品分析法, 光琳, 1996
4) 日本化学会編：化学実験の安全指針, 丸善, 1966
5) JIS Z9041-1968
6) JIS Z8402-1974
7) F.E. Grubbs, G. Beck : *Technometrics*, 14, 847, 1972

第2章
空気環境の試験

　ヒトの健康は，地球環境や屋内の環境によって左右されることが多く，とくに空気環境についてみると，衛生的な要素として，温度，湿度，気流，輻射などの温熱環境がよく挙げられる。また，空気の成分として，二酸化炭素，一酸化炭素，浮遊粉じん，臭気，窒素酸化物や空中微生物などの空気清浄度に関係するものもある。最近は地球の温暖化や気候変動が問題となっており，地球規模での大気汚染が進んでいる。また，1日の生活を見ると大半を人工的な環境の中で生活することが多くなっているので，室内の「空気環境の基準」として，建築物における衛生的環境の確保に関する法律（ビル衛生管理法）および建築基準法施行令に基づいて建築物環境衛生管理基準が定められている（表2-1）。また，学校環境衛生基準（文部省）では表2-2のように定められ，安全で衛生的な空気環境の確保が計られている。

表2-1　空気環境の管理基準と測定法[1]

	基　準	換気設備方式		測定方式
		空気調和設備	機械換気設備	
浮遊粉じんの量	0.15 mg/m³以下	適　用	適　用	重量法
一酸化炭素の含有率	10 ppm以下（特別な場合は20 ppm以下）	適　用	適　用	検知管方式
炭酸ガスの含有率	1000 ppm以下（0.1%以下）	適　用	適　用	検知管方式
温　度	17～28 ℃（冷房時は外気温との差を著しくしない）	適　用	適用せず	0.5度目盛温度計
相対湿度	40～70 %	適　用	適用せず	0.5度目盛乾湿球湿度計
気　流	0.5 m/s以下	適　用	適　用	0.2 m/s以上を測定できる風速計

（村松學「環境測定と記録」オーム社　1990年）

表2-2 教室等の空気判定基準[2]

(1) 温熱および空気清浄度

(a)	温　　　度	冬期では10℃以上，夏期では30℃以下であることが望ましい。また，最も望ましい温度は，冬期では18～20℃，夏期では25～28℃である。
(b)	相対湿度	30～80％であることが望ましい。
(c)	二酸化炭素	換気の基準として1,500 ppm（0.15％）以下であることが望ましい。
(d)	気　　　流	人工換気の場合は，0.5 m/秒以下であることが望ましい。
(e)	一酸化炭素	10 ppm（0.001％）以下であることが望ましい。
(f)	浮遊粉じん	0.10 mg/m^{3}以下であることが望ましい。
(g)	落下細菌	1教室平均10コロニー以下であることが望ましい。
(h)	輻射熱	黒球温度と乾球温度の差は5℃未満であることが望ましい。

(2) 換気

換気回数は，40人在室，容積180 m^{3}の教室の場合，幼稚園・小学校においては，2.2回/時以上，中学校においては，3.2回/時以上，高等学校においては，4.4回/時以上を基準とする。

(日本学校薬剤師会編「学校環境衛生の基準」解説　1995年)

1. 温熱環境の測定

　　　　　　　　私たちが日頃感じている暑い，寒いなどの感覚は，一般的には気象の温熱環境としてとらえることができる。この温熱環境は一般の生活環境に影響し，時として作業環境の悪化や疾病の発生につながることがある。温熱環境の成立は，気象因子が総合したもので，要素は，温度・湿度（相対湿度，絶対湿度）・気流（気動）・輻射（放射）熱の4つがあり，ヒトに対してはこれらが総合的に作用し，温熱感を与える。現在のように冷暖房があらゆるところで普及してくると，人工環境としてのこれらの要素の管理が大切である。

1.1 温度（気温）

　温熱環境のうち，ヒトは温度に最も敏感であり生理的意義は大きい。そのため温度は温熱環境のすべてであるかのようにとらえられるが，そうではない。実際には湿度や気流，輻射などの要素との係わりによってつくり上げられている。しかし，温度は温熱環境の重要な要素であることを否定できない。

　温度の単位は，セ(摂)氏，カ(華)氏，ケルビン(K)が用いられている。セ氏

の温度目盛りでは氷点（1気圧のもとで水と氷が共存している状態）の温度を0度，水の沸点（水と水蒸気が1気圧のもとで平衡にある状態）を100度と決め，その間を100等分したものに記号℃をつけて，セ氏15度を15℃と表す。

また，温度の定点を正確に決めるためには，物質は状態によって温度が一定であるので，いくつか選んで行う方法がある。気体の体積膨張，あるいは体積を一定に保ったときの圧力の温度変化も温度計に利用している。希薄な気体は，体積が一定であるとき，0℃における圧力をp_0とすれば，t℃における圧力pは，

$$p = p_0 \left(1 + \frac{t}{273.15}\right)$$

となる。これより圧力を測り，温度目盛りを決めてもよい。この式で，-273.15℃では圧力は0となり，これを絶対零度という。この点を原点として，温度目盛Tを絶対温度（単位：ケルビン，記号K）とよび，$T = t + 273.15$ で表す。水の沸点を100℃とすれば，絶対温度は373.15Kである。

またカ氏の温度目盛りでは氷点の温度を32度，水の沸点の温度を212度と決め，記号°Fをつけて表す。セ氏（℃）とカ氏（°F）の関係は，

$$セ氏（℃）= \frac{5}{9}（°F - 32）$$

$$カ氏（°F）= \frac{9}{5}℃ + 32$$

で表される。

温度計は，温度で変わる物質の性質を利用したものである。例えば液体の温度計は，温度が上がると体積が膨張するので，その体積を測定する。固体の場合でも体積の膨張を利用するバイメタル温度計がある。この他金属や半導体の電気抵抗を利用した抵抗温度計や，熱起電力を利用した熱電対などがある。

（1）棒状温度計

温度計は16世紀末にガリレオが考案した。現在一般的に使われているものにアルコール温度計や水銀温度計がある。これらはいずれも液体の体積の膨張を利用して温度を測る計器である。アルコール温度計は水銀温度計に比べて感度が若干劣る。

① 器　具　ガラス管に水銀, エチル, アルコール, トルエンなどを封入したもので, 毛細管の液面の位置の目盛りを読み取り温度とする。

② 操　作　温度計は, 一定時間以上その環境中に露出してから示度を読み取る。露出する時間は, 水銀温度計で2分間以上, アルコール温度計で3分間以上必要である。柱や壁の温度や輻射熱の影響を受けない位置で, かつ測定者の呼気や体温の影響を受けないようにする。温度計の示度は, 測定者の眼の位置とメニスカス（示度の頂点）を水平に保ち, 速やかに読み取る。

人の居住域での空気環境の測定は, 普通は床上75～120cmを中心に行う[*1]。また, 目的によって床上10～180cmまでを一定間隔に区切って行う垂直温度（温度勾配）測定や, 部屋の平面を複数点で測定する水平分布測定もある。

（2）アスマン通風乾湿球湿度計（アスマン通風乾湿計）

① 器　具　J. Assmannによって考案された乾湿計。2本の温度計（乾球と湿球）を日光や輻射熱の影響を受けないようにクロームメッキした金属で覆ったもので, 上部のファンを回転して下部の乾球と湿球の部分を一定の気流（3.7m/s）が通過するようになっている。温度の測定には乾球温度の数値が用いられる（図2-1）。

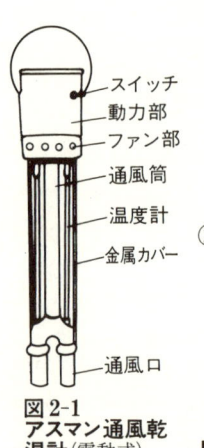

② 操　作　室内の測定場所に温度計を静置し, 上部のモーターを回転し（ゼンマイ式や電動式のものがある）下部の乾球部と湿球部から空気を吸引する。スイッチを入れて3分間以上たって, 示度が安定してから速やかに温度計の示度を読み取るようにする。

図2-1 アスマン通風乾湿計（電動式）
スイッチ
動力部
ファン部
通風筒
温度計
金属カバー
通風口

【操作上の注意事項】　湿球の球部の布（ガーゼ部）の湿り気は, 水分が多すぎないようガーゼ部を湿らせる。湿り気を一定にするため, 必要なら別の乾燥したガーゼで軽く拭うようにする。数回測定すると球部が乾燥するので, 球部の湿り具合に注意して測定するようにする。

この温度計はふつうの温湿度測定の標準機器として用いられる。

---

*1　ビル衛生管理法施行規則第3条

Ⅰ. 温熱環境の測定

（3）自記温度計

温度の変化を時間を追って連続的に測定するもので，測定値は時間的にやや遅れがあり，多少不正確である（図2-2）。

① **器　具**　ブルドン管や熱膨張係数の異なる2つの金属片バイメタルを用いたもので，ゼンマイ仕掛けで回転する円筒ドラムの外面に記録紙を装着しペンで記録する。1日用と7日用がある。

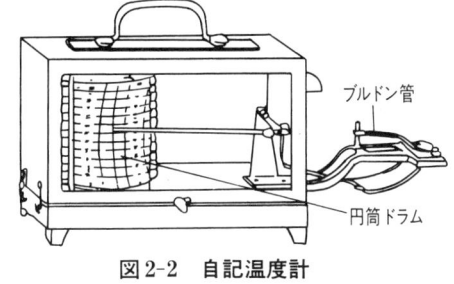

図2-2　自記温度計

② **操　作**　円筒ドラムの回転時間は時々調整することが必要である。使用にあたってはその都度，アスマン通風乾湿計等で示度を校正してから測定を行う。

（4）電気温度計

熱電対温度計，抵抗温度計（白金・銅），赤外温度計など各種の温度センサーを使ったもので，精度が高く遠隔測定が可能なものもある。ただし従来のものに比較してやや高価であるが，自動記録計などと併用して多く用いられている。

（5）最高最低温度計（図2-3）

一日の最高温度と最低温度を測定するときに用いられるもので，気象観測用のほか，家庭用もある。

① **器　具**　シックス型最高最低温度計は，U字管のMAXが最高値用，MINが最低値用でアルコールまたは水銀で満たしてある。

② **操　作**　温度計にはマキシマム管（右）とミニマム管（左）中の虫と呼ばれる鉄片入りのガラス小体の下の部分で一日の値が示される。毎日測定値を読み取ったあと，虫の部分を付属の磁石で

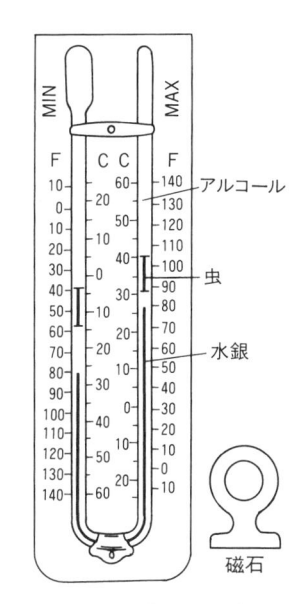

図2-3　最高最低温度計

温度計の示度まで降ろしておく必要がある。

1.2 湿度（気湿）

　水の循環の過程で，水は気体（水蒸気）から液体（雲や雨）あるいは固体（雪や雹, 霰）に変化して，また気体へもどる。気体から液体への変化を凝結といい，その逆を蒸発という。気体から固体への変化，固体から気体への変化は昇華という。空気中に限度一杯に水蒸気が含まれる状態のことを飽和状態といい，そのときの空気を飽和空気という。飽和状態のときに，空気中に含まれる水蒸気の密度を飽和水蒸気密度といい，g/m³の単位で表す。飽和水蒸気密度は温度と共に変化する。

　例えば，0℃では1 m³の空気中に4.8 gの水分を含み，20℃では17.3 g/m³，30℃では30.4g/m³となる。30℃の飽和空気が20℃まで冷やされると，約13 gの水蒸気が凝結する。このことは日常の生活では冬期，冷たい空気に接している窓ガラスに水滴が付いているのがみられるが，これを結露といい，この温度を露点という。一般的には空気中の水蒸気量は，ほとんどの場合飽和状態にない不飽和の状態で，例えば，20℃の時に空気1 m³中に10 gの水蒸気が含まれている状態が普通である。

　絶対湿度とは，一定量の湿り空気中の乾き空気と水蒸気との重量比をいい，g/m³(DA*1)で表す。絶対湿度とは，湿り空気中の乾き空気1 m³(DA)に対して水蒸気のg数で，露点を計測し，露点から絶対湿度を次式により求める。

$$D(又はD_s) = \frac{e（又はe_s）}{p_0} \times \frac{18}{22.4 \times \frac{273+t（又はt_s）}{273}} \times 1000$$

D：絶対湿度(g/m³(DA))　　D_s：t_s℃における飽和水蒸気の絶対湿度(g/m³(DA))
e：露点における水蒸気圧(mmHg)　　e_s：t_s℃における水蒸気圧(mmHg)
p_0：気圧(mmHg, 標準気圧760mmHgが測定時)
t：露点(℃)　　t_s：乾球湿度(℃)

$$H = \frac{D}{D_s} \times 100$$

　　　　H：相対湿度(%)

---

*1　DA：dry air（乾き空気）の略

相対湿度は，絶対湿度と，これと同じ温度における水蒸気が飽和している空気の絶対湿度の百分率で表す。ふつう，気湿といえば相対湿度を指す。

前記の例では，
$$相対湿度（\%）=\frac{10}{17}\times 100 ≒ 59$$
で約59%になる。

（1）オーガスト乾湿計

乾球温度計と湿球温度計を，測定場所に垂下して測定するもので簡単な湿度測定法である。

① **器　具**　オーガスト乾湿計は温度計を2本平行に並べたもので，1つの温度計はふつうの温度を計る乾球温度計，もう一方は温度計の球部にガーゼを巻き付け，水を入れたつぼから常に水が補給されるようになっている湿球温度計である（図2-4）。

② **操　作**　測定場所に温度計をおくと，温度計はある目盛りで止まる。これは，周囲の空気から温度計の球部に与えられる熱と，ガーゼの面から水が蒸発する際に周囲の空気に持ち去られる熱が同じになった時で，この状態を熱平衡とよんでいる。この時空気が乾燥していればガーゼから蒸発する水分が多くなるので湿球温度計（ガーゼを巻いた温度計）の目盛りは低くなる。相対湿度100%の飽和空気では，蒸発が起こらないので乾球温度計と湿球温度計の値は同じになる。

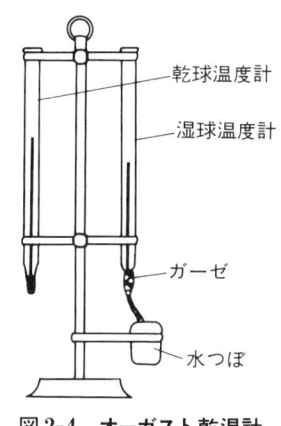

図2-4　オーガスト乾湿計
（台付型）

乾球と湿球の温度を測り，換算表から湿度を求める。湿球の水つぼの水の水位は常に注意して管理する。

（2）アスマン通風乾湿計

温度計の球部に3.7 m/sの風を与えると理論的に正しい湿球示度が得られる。このことは空気の流通のない時では蒸発が妨げられ，計算上の値より低くなることを示している。この点を考えてつくられているのがアスマン通風乾湿計で，通常の空気環境測定では一般に用いられている。

22　第2章　空気環境の試験

① **器　具**　温度計は最小目盛り0.2℃の水銀ガラス温度計（二重管・検定済のもの）で，使用法は温度の項で述べたとおりである。

② **操　作**　乾球と湿球の温度を測り，湿度表（表2-4）から相対湿度を求める（湿球が氷結しないときと，したときでは湿度表は異なる）。

　相対湿度は，ふつうは表2-4(a), (b)の湿度表から概略を求めることができる。精密な計算をするときには気圧の補正をする。そのときには表2-3を用いて計算（26ページの計算式）し，相対湿度Hを求めることができる。

　なお，湿度図表（図2-5）を用いて，乾球温度を横軸に，湿球温度を傾斜線にとり，その交点から相対温度を求めることができる。

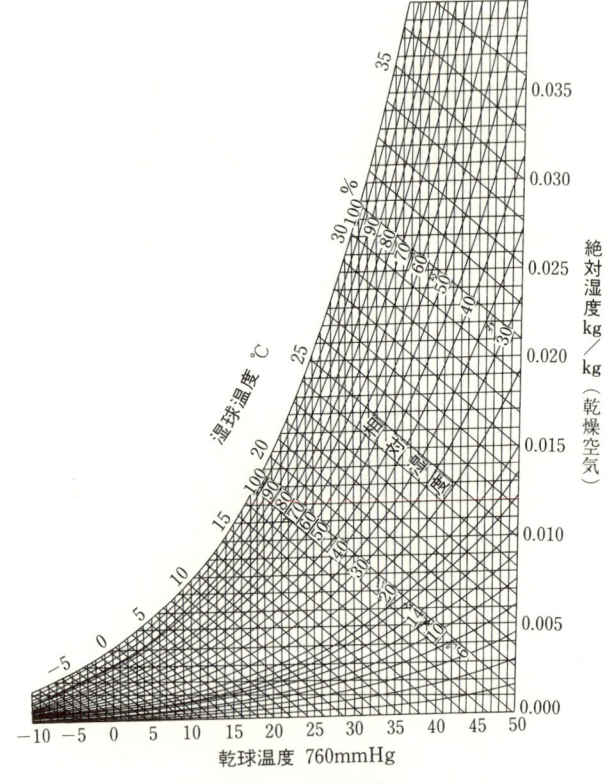

図2-5　湿度図表

I. 温熱環境の測定

表2-3　水蒸気最大分圧表

(単位 mmHg)

温度(℃)	.0	.1	.2	.3	.4	.5	.6	.7	.8	.9
0	4.581	4.615	4.648	4.682	4.716	4.750	4.785	4.820	4.855	4.890
1	4.925	4.961	4.997	5.033	5.069	5.105	5.142	5.179	5.216	5.254
2	5.291	5.329	5.368	5.406	5.445	5.484	5.523	5.562	5.602	5.642
3	5.681	5.722	5.763	5.804	5.845	5.886	5.928	5.970	6.012	6.055
4	6.098	6.141	6.184	6.227	6.271	6.315	6.360	6.404	6.449	6.494
5	6.540	6.586	6.632	6.678	6.725	6.772	6.819	6.866	6.914	6.962
6	7.010	7.059	7.108	7.157	7.207	7.257	7.307	7.357	7.408	7.459
7	7.510	7.562	7.614	7.666	7.719	7.772	7.825	7.879	7.933	7.987
8	8.042	8.097	8.152	8.208	8.263	8.320	8.377	8.433	8.491	8.548
9	8.606	8.665	8.723	8.782	8.841	8.901	8.961	9.021	9.082	9.143
10	9.205	9.267	9.329	9.392	9.455	9.518	9.582	9.646	9.710	9.775
11	9.840	9.906	9.972	10.04	10.10	10.17	10.24	10.31	10.38	10.45
12	10.51	10.58	10.65	10.72	10.79	10.87	10.94	11.01	11.08	11.15
13	11.23	11.30	11.38	11.45	11.52	11.60	11.68	11.75	11.83	11.91
14	11.98	12.06	12.14	12.22	12.30	12.38	12.46	12.54	12.62	12.70
15	12.78	12.87	12.95	13.03	13.12	13.20	13.29	13.37	13.46	13.54
16	13.63	13.72	13.81	13.89	13.98	14.07	14.16	14.25	14.34	14.43
17	14.53	14.62	14.71	14.81	14.90	14.99	15.09	15.18	15.28	15.38
18	15.47	15.57	15.67	15.77	15.87	15.97	16.07	16.17	16.27	16.37
19	16.47	16.58	16.68	16.79	16.89	17.00	17.10	17.21	17.32	17.42
20	17.53	17.64	17.75	17.86	17.97	18.08	18.19	18.31	18.42	18.53
21	18.65	18.76	18.88	18.99	19.11	19.23	19.35	19.46	19.58	19.70
22	19.82	19.95	20.07	20.19	20.31	20.44	20.56	20.69	20.81	20.94
23	21.07	21.19	21.32	21.45	21.58	21.71	21.84	21.98	22.11	22.24
24	22.38	22.51	22.65	22.78	22.92	23.06	23.19	23.33	23.47	23.61
25	23.76	23.90	24.04	24.18	24.33	24.47	24.62	24.76	24.91	25.06
26	25.21	25.36	25.51	25.66	25.81	25.96	26.12	26.27	26.43	26.58
27	26.74	26.90	27.05	27.21	27.37	27.53	27.70	27.86	28.02	28.18
28	28.35	28.52	28.68	28.85	29.02	29.19	29.36	29.53	29.70	29.87
29	30.04	30.22	30.39	30.57	30.75	30.92	31.10	31.28	31.46	31.64
30	31.83	32.01	32.19	32.38	32.56	32.75	32.94	33.13	33.32	33.51
31	33.70	33.89	34.08	34.28	34.47	34.67	34.87	35.07	35.27	35.47
32	35.67	35.87	36.07	36.28	36.48	36.69	36.89	37.10	37.31	37.52
33	37.73	37.95	38.16	38.37	38.59	38.81	39.02	39.24	39.46	39.68
34	39.90	40.13	40.35	40.58	40.80	41.03	41.26	41.49	41.72	41.95
35	42.18	42.41	42.65	42.89	43.12	43.36	43.60	43.84	44.08	44.33
36	44.57	44.82	45.06	45.31	45.56	45.81	46.06	46.31	46.56	46.82
37	47.08	47.33	47.59	47.85	48.11	48.37	48.64	48.90	49.17	49.43
38	49.70	49.97	50.24	50.51	50.79	51.06	51.34	51.62	51.89	52.17
39	52.45	52.74	53.02	53.31	53.59	53.88	54.17	54.46	54.75	55.04
40	55.34	55.63	55.93	56.23	56.53	56.83	57.13	57.44	57.74	58.05
41	58.36	58.67	58.98	59.29	59.60	59.92	60.24	60.55	60.87	61.19
42	61.52	61.84	62.17	62.49	62.82	63.15	63.48	63.81	64.15	64.49
43	64.82	65.16	65.50	65.84	66.19	66.53	66.88	67.23	67.58	67.93
44	68.28	68.64	68.99	69.35	69.71	70.07	70.43	70.80	71.16	71.53
45	71.90	72.27	72.64	73.01	73.39	73.77	74.15	74.53	74.91	75.29
46	75.67	76.06	76.45	76.84	77.23	77.63	78.03	78.43	78.82	79.22
47	79.63	80.03	80.44	80.84	81.25	81.67	82.08	82.49	82.91	83.33
48	83.75	84.17	84.60	85.03	85.45	85.88	86.31	86.74	87.18	87.62
49	88.06	88.50	88.94	89.39	89.84	90.29	90.74	91.19	91.64	92.10
50	92.56	93.02	93.48	93.95	94.41	94.88	95.35	95.82	96.29	96.77

第2章 空気環境の試験

表2-4 アスマン通風乾湿計の湿度表
(a) 通風湿度計用湿度表（1．氷結しないとき）（空気の圧力が1気圧のとき）　　（単位　％）

湿球 (℃)	乾球と湿球との差　$t - t'$ (deg)																
	0.0	0.2	0.4	0.6	0.8	1.0	1.2	1.4	1.6	1.8	2.0	2.2	2.4	2.6	2.8	3.0	3.5	4.0	4.5	5.0
40	100	99	98	96	95	94	93	92	91	89	88	87	86	85	84	83	81	78	76	73
39	100	99	97	96	95	94	93	92	90	89	88	87	86	85	84	83	80	78	75	73
38	100	99	97	96	95	94	93	91	90	89	88	87	86	85	84	83	80	78	75	73
37	100	99	97	96	95	94	92	91	90	89	88	87	86	84	83	82	80	77	75	72
36	100	99	97	96	95	94	92	91	90	89	88	87	85	84	83	82	79	77	74	72
35	100	99	97	96	95	94	92	91	90	89	87	86	85	84	83	82	79	77	74	72
34	100	99	97	96	95	93	92	91	90	88	87	86	85	84	83	82	79	76	74	71
33	100	99	97	96	95	93	92	91	90	88	87	86	85	84	82	81	79	76	73	71
32	100	99	97	96	95	93	92	91	89	88	87	86	84	83	82	81	78	76	73	70
31	100	99	97	96	94	93	92	90	89	88	87	85	84	83	82	81	78	75	73	70
30	100	99	97	96	94	93	92	90	89	88	86	85	84	83	82	80	77	75	72	69
29	100	99	97	96	94	93	91	90	89	87	86	85	84	82	81	80	77	74	72	69
28	100	99	97	96	94	93	91	90	89	87	86	85	83	82	81	80	77	74	71	68
27	100	98	97	95	94	92	91	90	88	87	86	84	83	82	81	79	76	73	71	68
26	100	98	97	95	94	92	91	90	88	87	85	84	83	81	80	79	76	73	70	67
25	100	98	97	95	94	92	91	89	88	86	85	84	82	81	80	78	75	72	69	67
24	100	98	97	95	94	92	91	89	88	86	85	83	82	81	79	78	75	72	69	66
23	100	98	97	95	93	92	90	89	87	86	84	83	82	80	79	78	74	71	68	65
22	100	98	97	95	93	92	90	89	87	86	84	83	81	80	78	77	74	71	68	65
21	100	98	97	95	93	92	90	88	87	85	84	82	81	79	78	77	73	70	67	64
20	100	98	96	95	93	91	90	88	86	85	83	82	80	79	77	76	73	69	66	63
19	100	98	96	95	93	91	89	88	86	85	83	81	80	78	77	76	72	69	65	62
18	100	98	96	94	93	91	89	87	86	84	83	81	79	78	76	75	71	68	65	62
17	100	98	96	94	92	91	89	87	85	84	82	80	79	77	76	74	71	67	64	61
16	100	98	96	94	92	90	89	87	85	83	82	80	78	77	75	74	70	66	63	60
15	100	98	96	94	92	90	88	86	85	83	81	79	78	76	74	73	69	65	62	59
14	100	98	96	94	92	90	88	86	84	82	81	79	77	75	74	72	68	64	61	57
13	100	98	96	94	92	90	88	86	84	82	80	78	76	75	73	71	67	63	60	56
12	100	98	96	93	91	89	87	85	83	81	79	77	76	74	72	70	66	62	59	55
11	100	98	95	93	91	89	87	85	83	81	79	77	75	73	71	69	65	61	57	54
10	100	98	95	93	91	88	86	84	82	80	78	76	74	72	70	69	64	60	56	52
9	100	98	95	93	90	88	86	84	81	79	77	75	73	71	69	68	63	59	56	51
8	100	97	95	92	90	88	85	83	81	79	76	74	72	70	68	66	62	57	53	49
7	100	97	95	92	90	87	85	82	80	78	76	73	71	69	67	65	60	56	52	49
6	100	97	94	92	89	87	84	82	79	77	75	72	70	68	66	64	58	55	50	46
5	100	97	94	91	89	86	84	81	79	76	74	71	69	67	65	63	57	53	48	44
4	100	97	94	91	88	86	83	80	78	75	73	70	68	66	63	61	56	51	46	42
3	100	97	94	91	88	85	82	79	77	74	72	69	67	64	62	60	54	49	44	39
2	100	97	93	91	87	84	81	78	76	73	70	68	65	63	60	58	52	47	42	37
1	100	97	93	90	87	83	80	77	75	72	69	66	64	61	59	56	50	44	39	34
0	100	96	93	89	86	83	80	76	73	70	67	65	62	59	57	54	48	42	37	31
− 1	100	96	93	89	85	82	79	75	72	69	66	63	60	57	55	52	46	39	34	29
− 2	100	96	92	88	85	81	78	74	71	68	64	61	58	55	52	50	43	37	31	25
− 3	100	96	92	88	84	80	77	73	69	66	62	59	56	53	50	47	40	34	28	22
− 4	100	95	91	87	83	79	75	71	68	64	61	57	54	51	48	45	37	30	24	18
− 5	100	95	91	87	82	78	74	70	66	62	59	55	52	48	45	42	34	27	20	14
− 6	100	95	90	86	81	77	72	68	64	60	56	53	49	45	42	39	30	23	16	10
− 7	100	95	90	85	80	76	71	67	62	58	54	50	46	42	39	35	27	19	12	
− 8	100	95	89	84	79	74	69	64	60	56	51	47	43	39	35	32	23	14		
− 9	100	94	89	83	78	73	68	62	57	53	48	44	40	36	32	28	18	10		
−10	100	94	88	82	76	71	65	60	55	50	45	40	36	32	27	23	13			

(JIS Z 8806)

I. 温熱環境の測定

(表(a)のつづき)

湿球 (℃)	乾球と湿球との差 $t - t'$ (deg)																		
	5.5	6.0	6.5	7.0	7.5	8.0	8.5	9.0	9.5	10.0	10.5	11.0	11.5	12.0	12.5	13.0	13.5	14.0	14.5	15.0
40	71																			
39	71	69	67																	
38	71	68	66	64	62															
37	70	68	66	64	62	60	58													
36	70	68	65	63	61	59	58	56	54											
35	69	67	65	63	61	59	57	55	53	52	50									
34	69	67	64	62	60	58	56	55	53	51	49	48	46							
33	68	66	64	62	60	58	56	54	52	50	49	47	46	44	43					
32	68	66	63	61	59	57	55	53	52	50	48	46	45	43	42	41	39			
31	68	65	63	61	59	57	55	53	51	49	47	46	44	43	41	40	38	37	36	
30	67	65	62	60	58	56	54	52	50	48	47	45	43	42	40	39	38	36	35	34
29	66	64	62	60	57	55	53	51	49	48	46	44	43	41	40	38	37	35	34	33
28	66	63	61	59	57	55	53	51	49	47	45	43	42	40	39	37	36	35	33	32
27	65	63	60	58	56	54	52	50	48	46	44	43	41	39	38	37	35	34	32	31
26	65	62	60	57	55	53	51	49	47	45	44	42	40	39	37	36	34	33	32	30
25	64	62	59	57	54	52	50	48	46	44	43	41	39	38	36	35	33	32	31	29
24	63	61	58	56	54	51	49	47	45	43	42	40	38	37	35	34	32	31	30	28
23	63	60	58	55	53	51	48	46	44	42	41	39	37	36	34	33	31	30	28	27
22	62	59	57	54	52	50	47	45	43	41	40	38	36	35	33	31	30	29	27	26
21	61	58	56	53	51	49	46	44	42	40	39	37	35	33	32	30	29	28	26	25
20	60	58	55	52	50	48	45	43	41	39	37	35	33	32	31	29	28	26	25	24
19	59	57	54	51	49	47	44	42	40	38	36	34	33	31	29	28	26	25	24	22
18	59	56	53	50	48	46	43	41	39	37	35	33	31	30	29	27	25	24	22	21
17	58	55	52	49	47	44	42	40	38	36	34	32	30	28	27	25	24	22	21	20
16	57	54	51	48	45	43	41	38	36	34	32	30	29	27	25	24	22	21	19	18
15	55	52	50	47	44	42	39	37	35	33	31	29	27	25	24	22	21	19	18	16
14	54	51	48	45	43	40	38	35	33	31	29	27	25	24	22	20	19	17	16	15
13	53	50	47	44	41	39	36	34	32	29	27	25	24	22	20	19	17	16	14	13
12	52	48	45	42	40	37	35	32	30	28	26	24	22	20	18	17	15	14	12	11
11	50	47	44	41	38	35	33	30	28	26	24	22	20	18	16	15	13	12	10	
10	49	45	42	39	36	33	31	28	26	24	22	20	18	16	14	13	11	10		
9	47	44	40	37	34	32	29	26	24	22	20	18	16	14	12	10				
8	46	42	39	35	32	29	27	24	22	19	17	15	13	11	10					
7	44	40	37	33	30	27	24	22	19	17	15	13	11							
6	42	38	34	31	28	25	22	19	17	15	12	10								
5	40	36	32	29	25	22	19	17	14	12	10									
4	37	33	30	26	23	20	17	14	11											
3	35	31	27	23	20	17	14	11												
2	33	28	24	21	17	14	11													
1	30	25	21	17	14	10														
0	27	22	18	14	10															
−1	24	19	15	10																
−2	20	15	11																	
−3	16	11																		
−4	13																			
−5																				
−6																				
−7																				
−8																				
−9																				
−10																				

(b) 通風湿度計用湿度表（2.湿球が氷結したとき）（空気の圧力が1気圧のとき）　（単位 %）

湿球 (℃)	0.0	0.2	0.4	0.6	0.8	1.0	1.2	1.4	1.6	1.8	2.0	2.2	2.4	2.6	2.8	3.0	3.5	4.0	4.5	5.0
0	100	97	93	90	87	84	81	78	75	72	70	67	65	62	60	57	51	46	41	36
−1	99	95	92	89	86	82	79	76	73	70	68	65	62	60	57	55	49	43	38	33
−2	98	94	91	88	84	81	78	74	71	68	65	62	60	57	54	52	46	40	35	29
−3	97	93	90	86	83	79	76	72	69	66	63	60	57	54	52	49	43	36	31	25
−4	96	92	88	85	81	77	74	70	67	64	61	57	54	52	49	46	39	33	27	22
−5	95	91	87	83	79	75	72	68	65	61	58	55	52	49	46	43	36	29	23	18
−6	94	90	86	81	77	74	70	66	62	59	55	52	49	45	42	39	32	25	19	13
−7	93	89	84	80	76	72	67	64	60	56	52	49	45	42	39	36	28	21	15	
−8	92	88	83	78	74	69	65	61	57	53	49	46	42	38	35	32	24	16	10	
−9	92	86	81	76	72	67	63	58	54	50	46	42	38	35	31	27	19	11		
−10	91	85	80	75	70	65	60	55	51	47	42	38	34	30	27	23	14			
−11	90	84	78	73	68	62	57	52	48	43	39	34	30	26	22	18				
−12	89	83	77	71	65	60	54	49	44	40	35	30	25	21	17	13				
−13	88	82	75	69	63	57	51	46	41	36	30	25	21	16	12					
−14	87	80	73	67	60	54	48	42	37	31	26	21	16	11						
−15	86	79	72	65	58	51	45	38	33	27	21	16	10							
−16	86	78	70	62	55	48	41	34	28	22	16	10								
−17	85	76	68	60	52	44	37	30	23	17	10									
−18	84	75	66	57	49	41	33	25	18	11										
−19	83	73	64	55	45	37	28	20	12											
−20	82	72	61	52	42	32	23	15												
−21	82	70	59	48	38	28	18													
−22	81	69	56	45	34	23	12													
−23	80	67	54	41	28	17														
−24	79	65	51	37	24	11														
−25	79	63	47	33	19															
−26	78	61	44	28	13															
−27	77	59	40	23																
−28	76	56	36	18																
−29	76	53	32	12																
−30	75	50	27																	

◎相対湿度の計算

$$H = \frac{a}{F} \times 100 \quad a = b - 0.5 \times (t - t') \times \frac{p}{755}$$

H：相対湿度（%）

F：t ℃に対する水蒸気最大分圧（mmHg）

a：その時の空気の水蒸気分圧（mmHg）

b：t' ℃に対する水蒸気最大分圧（mmHg）（表2-3より）

p：その時の気圧（mmHg）

t：乾球温度（℃）

t'：湿球温度（℃）

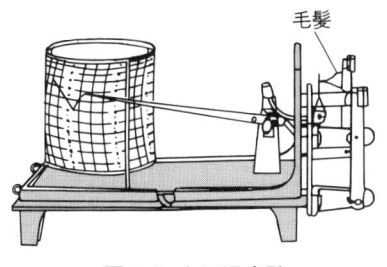

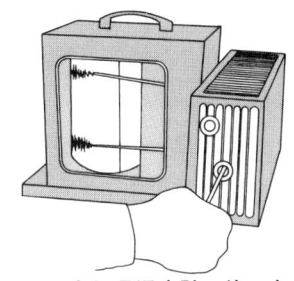

図2-6　自記湿度計　　　　図2-7　自記温湿度計の使い方

(3) 毛髪湿度計

　湿度による毛髪の伸縮を利用したもので，自記式のものもある。自記温度計と同じように湿度を連続して記録できる。測定時に毛髪部分にゴミがつかないように保護して，アスマン通風乾湿計で常時補正する。簡便な方法ではあるが，正確度はやや劣る（図2-6）。自記温湿度計は自記温度計と自記湿度計を組み合わせたものである（図2-7）。

(4) デジタル温湿度計

　温湿度センサーに新素材を使った温湿度計で，デジタル表示やアナログ型などがある。温度計は電気温度計の項で述べたようなセンサーを用い，湿度計はセラミックの酸化チタンや半導体，高分子膜を用い，センサー表面の水分子が吸脱着するときの電気抵抗値の変化から湿度の測定を行うものである。

1.3　気流（気動）

　戸外での空気の流れは風速で表されるが，室内では気流または気動という。元来，住居が雨や風を防ぐために作られていて，室内では1 m/s以上の空気の流れがあることはまれで，ほとんどが0.5 m/sにも満たない微気流の世界である。身体のまわりに適当な空気の流れがあると，身体からの熱の発散を促し，涼しく感じるものである。これは人の身体から発生した熱や水蒸気によってできていた空気層が，空気の流れによって新しい空気と入れ替わる時，汗の蒸発が盛んになり身体から熱を奪うので，涼しく感じるのである。こうして気流（気動）は人の温熱条件に対する大切な役割を果たしている。

（1）カタ温度計

温熱要素のうち，温度と気流速度の人体に対する冷却力を測定するためHillによって考案されたものである。人の体温（36.5℃）に等しく調整されたカタ温度計が，その周りの空気によって冷却されるとき（カタ冷却力）温度計の表面から放出される熱量を量り気流を算出する。室内の気流は一定方向だけではないので，衛生学的には気流測定はカタ温度計による測定が最も望ましい（図2-8）。

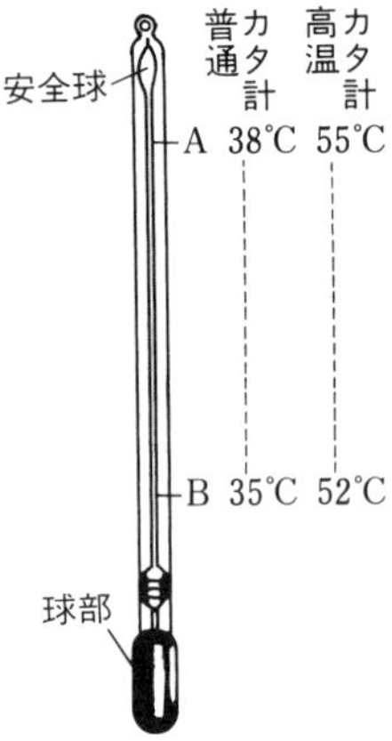

① **器　具**　　カタ温度計には，常温用と高温用がある。測定にはあらかじめカタ係数を求めて補正し，測定現場では温度を上げるために魔法びんとストップウオッチを用意する。

図2-8　カタ温度計

② **操　作**　　1）カタ温度計を魔法びん中に入れ，温度を上げる。

2）球部の水分を拭き取る。

3）図2-8のA→Bへの下降時間をストップウオッチで計測する。同じことを3回程度行い平均値を求めておく。測定時には周囲のヒトの影響を受けないようにする。

1. カタ冷却力$(H) = \dfrac{F}{T}$

    F：カタファクター

    T：カタ計の下降時間（s）

2. 温度差(θ)を求める

    普通カタ計　$\theta = 36.5 - t$

    高温カタ計　$\theta = 53.0 - t$

    t：測定場所の温度（℃）

③ **気流の算出**

1）計算式による方法

1. 気流（V）が1m/s以下のとき（$H/\theta \leq 0.60$のとき）

$$V = \left(\dfrac{\dfrac{H}{\theta} - 0.20}{0.40}\right)^2$$

2．気流（V）が 1 m/s 以上のとき（$H/\theta \geqq 0.60$ のとき）

$$V = \left(\frac{\frac{H}{\theta} - 0.13}{0.47}\right)^2$$

2）気流算出表による方法

あらかじめ $\frac{H}{\theta}$ を求めておき算出する（表2-5）。また，表2-6のようなデータシートを用意しておくと便利である。

表2-5 気流算出表 1m/s以下の場合[1]

H/θ	V (m/s)	H/θ	V (m/s)	H/θ	V (m/s)	H/θ	V (m/s)
		0.31	0.076	0.41	0.276	0.51	0.601
		0.32	0.090	0.42	0.303	0.52	0.640
		0.33	0.106	0.43	0.331	0.53	0.681
0.24	0.010	0.34	0.123	0.44	0.360	0.54	0.723
0.25	0.016	0.35	0.141	0.45	0.391	0.55	0.766
0.26	0.023	0.36	0.160	0.46	0.423	0.56	0.810
0.27	0.031	0.37	0.181	0.47	0.456	0.57	0.856
0.28	0.040	0.38	0.203	0.48	0.490	0.58	0.903
0.29	0.051	0.39	0.226	0.49	0.526	0.59	0.951
0.30	0.063	0.40	0.250	0.50	0.563	0.60	1.000

表2-6 気流の算出のためのデータシート[1]

測定場所	温度 t (℃)	下降時間 測定値	下降時間 平均 T (s)	冷却力 $H = \frac{F}{T}$	温度差 θ	$\frac{H}{\theta}$	気流 V (m/s)
2F	22.5	45 47 43	45	$H = \frac{382}{45}$ $= 8.5$	$\theta = 53.0 -$ 22.5 $= 30.5$	$H/\theta = \frac{8.5}{30.5}$ $= 0.278$	0.04 (表2・5より)

（2） 微風速計[*1]

　風速計は一般に指向性があり，風速に対する計器の受感部の向きにより感度が異なるので，流れに注意し，特に室内では微風速で風向の変化（垂直・鉛直）が激しいので指向性の少ない計器が望ましい（図2-9）。

① **機　械**　　電気的な原理を用いて，室内の1 m/s以下のような微風速の領域を精度良く測定する携帯型の測定器である。

　測定原理は抵抗素子（熱線（体））を発熱させ，気流を受けたときの冷却時の補充電力を風速計に値付けたものである。風速表示はアナログ式とデジタル式の両方式がある。

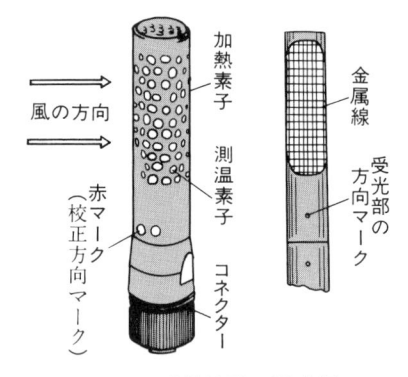

図2-9　微風速計の受感部

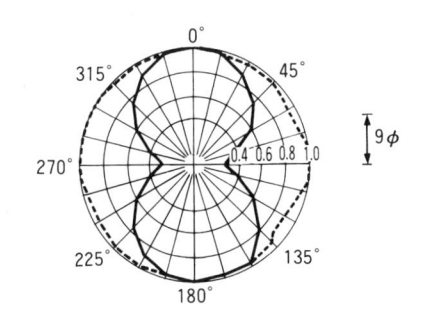

② **操　作**　　現在市販されている機器は，検出部のセンサー部に各種あり，それぞれ指向性に対する特性があるので測定には注意する。また，微風速にはセンサー部を回転させ360°のうちどの方向に感度が高いか注意深く操作する（図2-10）。

図2-10　熱線風速計の指向性（測定例）[1]

③ **結果の求め方**　　測定値はアナログ式かデジタル式の両方式のいずれかで示されるが，測定の示度は0.1 m/s以下の数値は信頼性が低い。数値は瞬間値のみでなく，ある時間の平均値（例えば1分値，5分値など）を示す測定器を用いるとよい。

---

*1　規格基準としてJIS（T 8202）に定めがある。

I. 温熱環境の測定 **31**

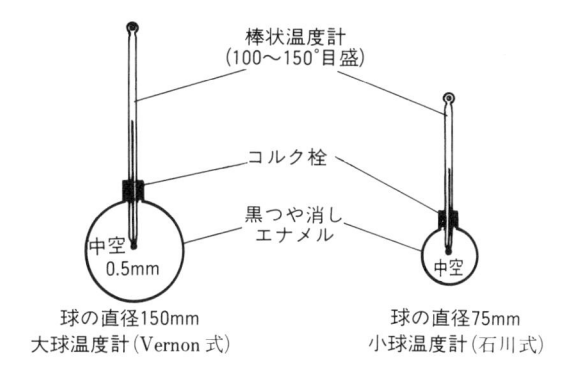

図2-11 黒球温度計

1.4 輻射（放射）熱

空気温度の測定と違って，室内では窓や壁，天井，床など周囲からの温度の影響を輻射熱（放射熱）といい，黒球温度計で測定する。

① **器 具** 黒球温度計はグローブサーモメーター，電気的には熱電対輻射計がある。黒球の表面はつや消し塗りで，球内部に温度計の感温部が中心となるよう挿入し，ゴム栓で温度計を固定する（図2-11）。

② **操 作** 測定には黒球の安定時間が10分間以上かかるので，10～15分間静置してから示度を読み取る。この時アスマン通風乾湿計でも測定し，黒球温度との差を実効輻射温度とする。また，同時に気流V（m/s）を測定し，平均輻射温度MRT[*1]を次式で求める。

$$\mathrm{MRT} = T_g + 2.4\sqrt{V} \times (T_g - T_d)$$

T_g：黒球温度（℃）
T_d：乾球温度（℃）
V ：気流（m/s）

輻射熱の測定は，高温環境や暖房などの輻射温度の測定に使われてきたが，最近は床暖房や壁面の暖房などの不均一な環境測定にも用いられる。

[*1] MRT : mean radiation temperature

32　第2章　空気環境の試験

2. 温熱条件の総合評価と基準

　　温熱条件が人にとって快いかどうかは，温熱の4つの要素（温度，湿度，気流，輻射熱）が関与し，その結果，暑い，快適，寒いなどの感覚につながる。これらは居住する環境によって，室内環境基準として望ましい数値が示されている。快適な環境は個々の温熱要素を感じるのではなく，この組合せによって決まるもので，快適とは「その環境に満足している心の状態」であるということができる。
　　また，不快感は，①上下温度差，②ドラフト（局所気流）感，③不均一温度分布，④床上温度が適正でない，などが挙げられる。このうち1つでも不適正であれば快適環境とはいえないことになる。
　　このほか快・不快感は温熱環境以外の人体側の要素として代謝量や着衣量が関係している。

2.1　温熱条件の評価法

　温熱条件の良否は上に述べたいくつかの要素の組合せであり，次に述べる評価法が提案されている。

　　(1)　感覚温度（実効温度）
　　(2)　修正有効温度
　　(3)　新標準有効温度
　　(4)　不快指数
　　(5)　WBGT指数
　　(6)　PMV

（1）感覚温度（実効温度・有効温度 ET[*1]）

　ヤグロー等によって提案された感覚温度は，温度 T ℃，湿度 100 %，気流 0 m/s の時と同じ温冷感を基準に各種温熱条件を被験者の体感温度と対比して作成した温度指標をいい，ノモグラムから算定する。
　しかし，湿度 100 %，気流 0 m/s という条件が実際的ではなく，高温下での湿度評価が適正でなく，放射熱を加味していないことなど欠点があるとされている。

[*1]　ET：effective temperature

（2）修正感覚温度（修正有効温度・修正有効温度 CET[*1]）

感覚温度に輻射熱の影響を考慮したもので，図2-12のようなノモグラムの縦軸に黒球温度を用いれば修正感覚温度（CET）を，乾球温度を用いれば感覚温度（ET）を求めることができる。

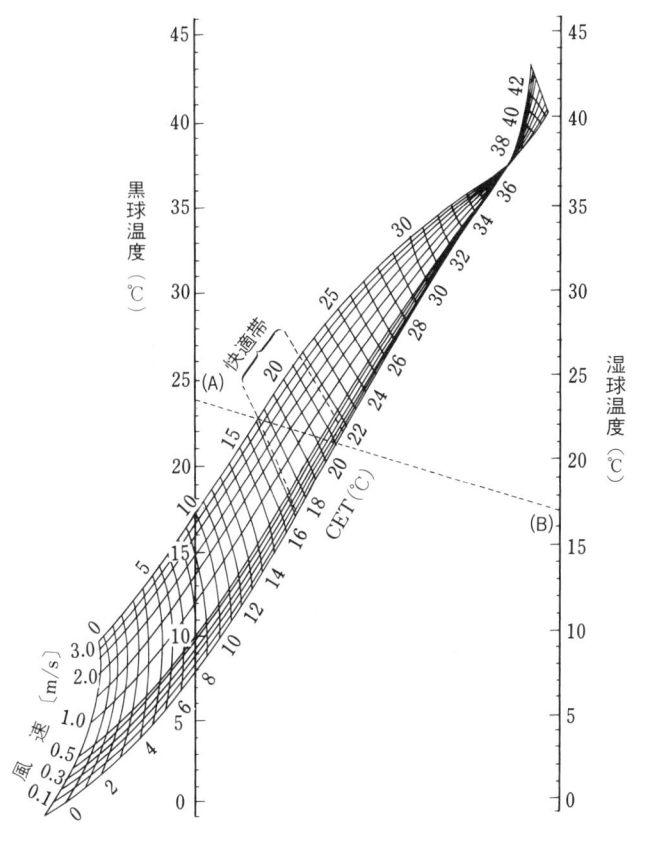

図2-12 修正感覚温度のノモグラフ

[*1] CET : corrected effective temperature

(3) 新標準有効温度 (ET*)[*1]

ギャギーらによって提案されたもので，発汗による熱平衡式を基礎とした温熱の指数である。旧ETと区別するためET*（イーテースター）とよばれている。新標準有効温度は湿度 50 % を基準に，温熱の 4 要素と人体側の着衣量や作業強度の 6 要素を総合した温熱指標で，ASHRAE[*2]では標準として用いられている。

なお，標準的な作業状態（座位軽作業，1.0～1.2 Met，相対湿度 40～60 %，気流0.1～0.15 m/s）での新標準有効温度を新有効温度（SET*）といい，図2-13のように着衣量と室温を組み合わせ，80%以上の人が満足する温度範囲をSET22.2～25.6 ℃としている。

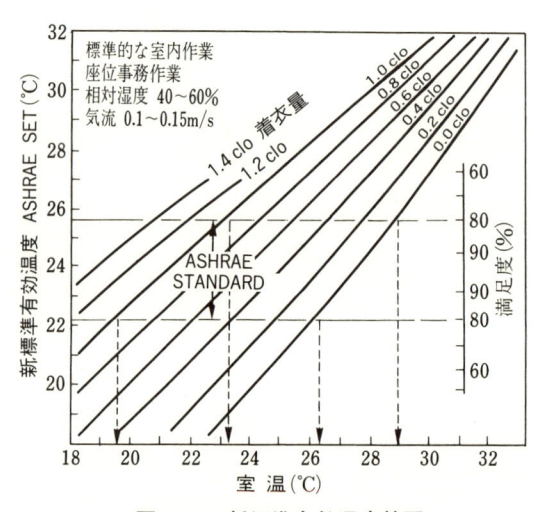

図2-13 新標準有効温度線図

着衣量と室温を変数として標準的な室内作業・相対湿度・気流のときの関係を示す。満足度80%以上に対応するSET*はASHRAEの室内環境基準温度とされている。(Gagge, Nishi and Nevins)[3]

1　ET : new effective temperature
*2　ASHRAE : 米国空調冷凍学会

2. 温熱条件の総合評価と基準

(4) 不快指数 (DI[*1]), 温湿度指数 (THI[*2])

不快指数は, 乾球温度と湿球温度から次の式により求める。

$$DI=0.72\times(乾球温度＋湿球温度)＋40.6$$

日本人は夏の蒸し暑さに慣れているので, 77で半数が不快, 85で全員不快になるといわれているが, 冷房の普及とともに, アメリカ人なみに79で全員不快に近付いている。しかし, 不快指数は気流 1 m/s あたり 7 減るといわれ, この指標には気流の要素が取り入れられていないので, 十分な指標ではない。

(5) WBGT 指数[*3]

ヤグローらにより1957年に提案されたもので, 暑熱環境下の熱中症など熱ストレスを評価する指数である。乾球温度 T_d (℃), 湿球温度 T_w (℃), 黒球温度 T_g (℃) より計算する。

屋外では, $\quad WBGT=0.7\,T_w+0.2\,T_g+0.1\,T_d$

室内では, $\quad WBGT=0.7\,T_w+0.3\,T_g$

WBGTは人の発汗量と良い相関があり, 高い温熱条件の総合評価に用いられている。

この値の修正有効温度 (CET) との換算値は次式で表される。

$$CET=0.786\,WBGT+6.0\,(℃)$$

なお, 標準体格の成人の労働者が働く, 許容作業限界として図2-14のようなものがISO-7743として国際規格がある。

表2-7 高温の許容基準 (日本産業衛生学会 1982 抜粋)

	許容温熱条件	
	WBGT (℃)	CET (℃) 換算値
RMR～1 (極軽作業)	32.5	31.6
RMR～2 (軽作業)	30.5	30.0
RMR～3 (普通作業)	29.0	28.8
RMR～4 (中等度作業)	27.5	27.6
RMR～5 (重作業)	26.5	27.0

---

*1 DI : discomfort index
*2 THI : temperature humidity index
*3 WBGT : wet bulb-globe temperature index

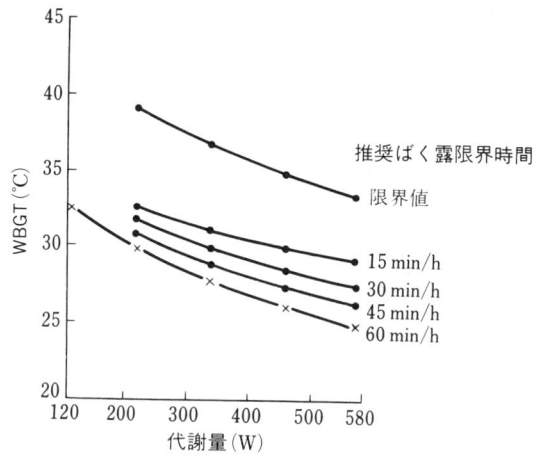

図 2-14　WBGT (ASHRAE, 1993)

体重70kg, 体表面積1.8m², 気候順化した 標準労働者を仮定

（6）PMV[*1]（予測温冷感申告）

ファンガーによって提案された人の温冷感を数値化した指標で，予測温冷感申告として国際規格されている[*2]。PMVは，温熱の4要素，①温度，②相対湿度，③気流速度，④平均輻射温度に，人体側の要素として，⑤衣服（着衣量），⑥活動量（代謝量）を加えた6要素を計算して評価する。その環境を暖かくも寒くもない，熱的中立（どちらでもない）に近い状態の人体の温冷感で予測する指標のことである。これを"暑い（＋3）"から"寒い（－3）"まで7段階の数値で表す（図2-15）。

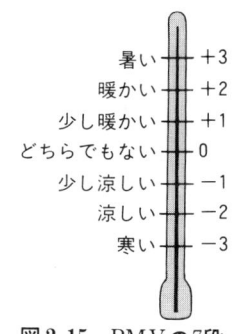

PMVの算出は，快適方程式で人体の熱的中立温度を予測するもので，やや複雑な式を用いるが，最近は測定器で自動計算できるものもある（図2-16）。なお，表2-8によってもよい。

図 2-15　PMVの7段階評価

---

*1　PMV : predicted mean vote
*2　PMVはISOやASHRAE規格として採用されている[4]。

(7) PMVの算出方法

温熱環境の4要素（温度，相対湿度，気流速度，および平均輻射温度）と人体側の条件（着衣量と活動量）をそれぞれ測定し，表2-8により求める。

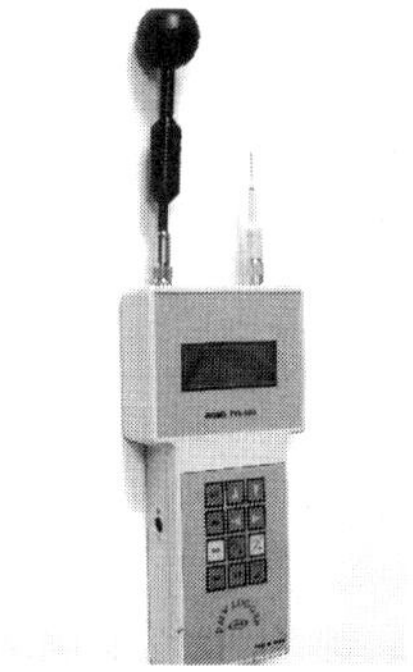

【注意】
1) 相対湿度（50±5％）および気流速度（0.2 m/sを超えない）におけるPMV値である。
2) 相対湿度が50±5％を外れる場合には，次の値を加える。
   ① 低い時：35％未満の場合は−0.2，35〜45％の場合は−0.1
   ② 高い時：65％を超える場合は0.2，55〜65％の場合は0.1
3) 気流速度が0.2 m/sを超える場合には，次の式により求める。
   ① 0.3 m/s程度の場合：$PMV = b - (a - b) \times 0.75$
   ② 0.4 m/s程度，および越える場合：$PMV = b - (a - b) \times 1.2$

図2-16 PMV計

表2-8 PMVの算出表[5]

着衣量 clo	黒球温度 °C	活動強度（met）							
		気流速度 0.1 m/s 以下の場合（a）				気流速度 0.2 m/s の場合（b）			
		1.0	1.2	1.4	1.6	1.0	1.2	1.4	1.6
0.25 夏の薄着	20				−1.15				−1.49
	22			−0.95	−0.58			−1.33	−0.90
	23	−1.95	−1.18	−0.63	−0.29	−2.56	−1.61	−0.99	−0.60
	24	−1.50	−0.79	−0.31	−0.01	−2.06	−1.22	−0.66	−0.31
	25	−1.05	−0.42	0.00	0.26	−1.57	−0.83	−0.33	−0.01
	26	−0.61	−0.07	0.30	0.53	−1.08	−0.43	0.01	0.29
	27	−0.17	0.29	0.59	0.80	−0.58	−0.03	0.34	0.59
	28	0.27	0.64	0.89	1.06	−0.09	0.37	0.68	0.89
	29	0.71	0.99	1.19	1.33	0.41	0.77	1.02	1.19
	30	1.15	1.35	1.49	1.60	0.91	1.17	1.36	1.49

(表2-8の続き)

着衣量 clo	黒球温度 °C	活動強度 (met)							
		気流速度 0.1 m/s 以下の場合(a)				気流速度 0.2 m/s の場合(b)			
		1.0	1.2	1.4	1.6	1.0	1.2	1.4	1.6
0.50 夏のふつうの服装	16				−1.40				−1.67
	18		−2.01	−1.36	−0.95		−2.38	−1.66	−1.21
	20		−1.41	−0.85	−0.49		−1.76	−1.14	−0.75
	22	−1.46	−0.79	−0.33	−0.03	−1.91	−1.13	−0.61	−0.27
	23	−1.10	−0.49	−0.08	0.19	−1.51	−0.08	−0.34	−0.03
	24	−0.74	−0.20	0.17	0.41	−1.11	−0.48	−0.07	0.21
	25	−0.38	0.10	0.42	0.63	−0.71	−0.16	0.20	0.46
	26	−0.01	0.39	0.66	0.85	−0.31	0.16	0.48	0.70
	27	0.35	0.69	0.91	1.07	0.09	0.49	0.75	0.94
	28	0.72	0.98	1.16	1.29	0.49	0.81	1.03	1.18
	29	1.08	1.28	1.41	1.51	0.90	1.13	1.30	1.42
	30	1.45	1.57	1.66		1.30	1.46	1.58	
0.75 春・秋のふつうの服装	16		−1.77	−1.17	−0.79		−2.06	−1.42	−1.00
	18		−1.27	−0.75	−0.41		−1.55	−0.99	−0.62
	20	−1.41	−0.77	−0.33	−0.04	−1.77	−1.04	−0.55	−0.23
	21	−1.11	−0.52	−0.12	0.15	−1.44	−1.30	−0.37	−0.03
	22	−0.81	−0.27	0.09	0.33	−1.11	−0.51	−0.10	0.17
	23	−0.50	−0.02	0.30	0.52	−0.78	−0.24	0.13	0.37
	24	−0.19	0.23	0.51	0.71	−0.44	0.03	0.35	0.58
	25	0.12	0.48	0.72	0.90	−0.11	0.30	0.58	0.78
	26	0.43	0.73	0.94	1.08	0.23	0.57	0.81	0.98
	27	0.74	0.98	1.15	1.27	0.56	0.84	1.04	1.18
	28	1.05	1.23	1.36	1.46	0.90	1.12	1.27	1.39
	30	1.67	1.74	1.79		1.57	1.67	1.73	
1.00 冬のふつうの服装	16		−1.18	−0.69	−0.36		−1.43	−0.89	−0.53
	18	−1.14	−0.75	−0.32	−0.04	−1.42	−0.98	−0.52	−0.20
	20	−0.87	−0.33	0.03	0.27	−1.13	−0.54	−0.14	0.13
	21	−0.60	−0.11	0.21	0.43	−0.84	−0.31	0.05	0.30
	22	−0.33	0.10	0.39	0.59	−0.55	−0.07	0.25	0.48
	23	−0.07	0.32	0.57	0.75	−0.27	0.19	0.45	0.65
	24	0.20	0.54	0.76	0.92	0.02	0.40	0.65	0.83
	25	0.48	0.76	0.94	1.08	0.31	0.63	0.85	1.00
	26	0.75	0.98	1.13	1.25	0.60	0.86	1.04	1.18
	27	1.02	1.20	1.32	1.42	0.89	1.10	1.24	1.35
	28	1.29	1.42	1.51		1.18	1.34	1.44	
	30	1.56	1.86			1.47	1.81		
1.25 冬の厚着	14	−1.80	−1.12	−0.65	−0.33	−2.09	−1.34	−0.82	−0.48
	16	−1.37	−0.75	−0.33	−0.05	−1.62	−0.95	−0.50	−0.19
	18	−0.91	−0.38	−0.03	0.22	−1.14	−0.55	−0.17	0.10
	20	0.46	−0.01	0.29	0.50	−0.65	−0.16	0.17	0.40
	22	0.02	0.38	0.62	0.79	−0.14	0.25	0.52	0.71
	24	0.50	0.77	0.95	1.09	0.37	0.66	0.87	1.02
	26	0.99	1.16	1.28	1.40	0.88	1.08	1.22	1.33
	28	1.48	1.56	1.61		1.40	1.50	1.57	
	30	1.97	1.96			1.91	1.92		

(ISO 7730より作成)

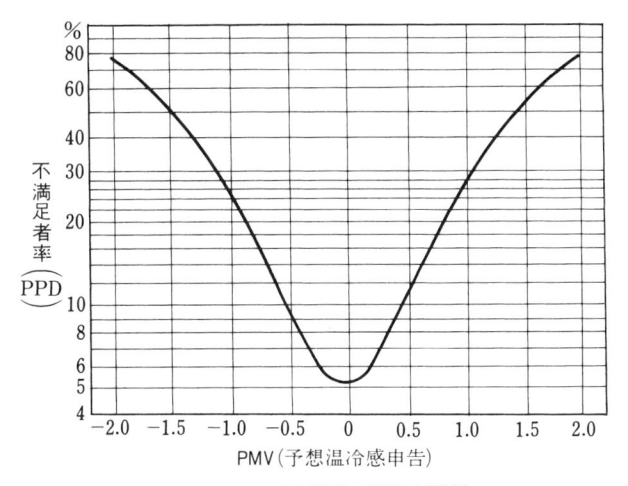

2. 温熱条件の総合評価と基準   **39**

図2-17　PMVとPPDの関係

　PMVは同時に，PPD[*1]＝不満足度との関係になり，国際標準化機構（ISO 7730）では，快適度として，$-0.5<$PMV$<+0.5$　　PPD<10％　としている（図2-17）。これらは居住者が，その温熱環境にいかに満足しているかの熱的快適性の評価法であり，少なくとも90％以上の者がその熱的環境を良いとすれば，快適であるとする考え方である。このPMVと新有効温度の快適域での評価値の間には，それほど大きな差はないといわれている[6]。

　ASHRAE[7]による快適温度範囲（ASHRAE 55-92基準）では，冬期は相対湿度60％，作用温度20～23.5℃，露点2℃で，20.5～24.5℃，ET* 20～23.5℃の範囲，夏期は，相対湿度60％で作用温度22.5～26℃，露点2℃で，23.5～27℃，ET* 23～26℃の範囲としている（図2-18）。

　日本の空気環境の基準を図2-18に記入してみると図のような範囲となる。なお，日本政府の省エネルギーの推奨値（冬18℃・夏28℃）も並記した[6),8)]。

---

*1　PPD : predicted percentage of discomfort

40 第2章 空気環境の試験

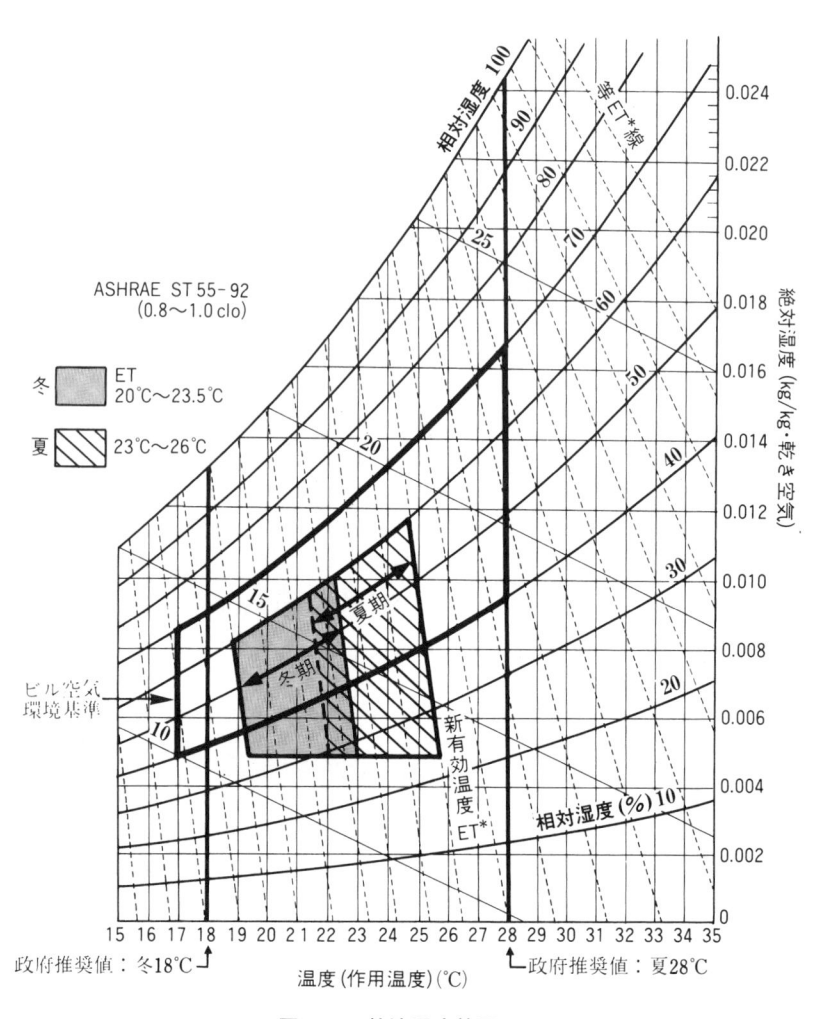

図2-18 快適温度範囲

3．温熱評価の人体側の要素

人体の暑さ寒さの感覚は，環境要素として温熱4要素と人体側の条件によって生理的に心理的に表れるものである。しかし，一定条件の環境であっても，ヒトが安静状態であるか，活動しているかなど代謝量によって大きく異なってくる。また，生活しているヒトが厚着か薄着かの着衣量によっても，暑い・寒いの訴えはさまざまである。そのうえ個人差は性差や人種によっても違いがでてくる。このように快い温熱条件とは，温熱の4要素に着衣量と代謝量を加えて，熱的な快適感を与える6要素を含んで考えなければならない。

3.1 クロ値（clo値），着衣量

衣服の保温性を表す着衣量は単位としてクロ値（clo値）を使っている。1 cloの衣服は，産熱量が 50 kcal/m²・h のヒトが，気温 21 ℃，湿度 50 %，気流0.1m/sの環境にいるとき，そのヒトの平均皮膚温を 33 ℃ に保つ服であるとされている。衣服の clo 値は図2-19 に示すように背広姿が1.2 clo，パンツが 0.1clo，女子の事務服程度が 0.95 clo（平均皮膚温が33℃で快適なのは30℃）である。clo 値は人の産熱量，平均皮膚温などの要素が加味してあるので複雑となる。clo 値はサーマルマネキンを用いて正確に測定する。

3.2 メット値（met），代謝量（作業強度）

ヒトの代謝量はメット（met）という単位で表され，1 met は座位で安静状態の時の代謝量である。1 metの代謝量は 58.2 W/m² で，座位軽作業時（普通の事務作業時）は1.2 met，ふつうの歩行が2.0 met である。子供の代謝量は大人に比べて高く，学習時は1.1〜1.4 met 程度である。なお，日本人の体

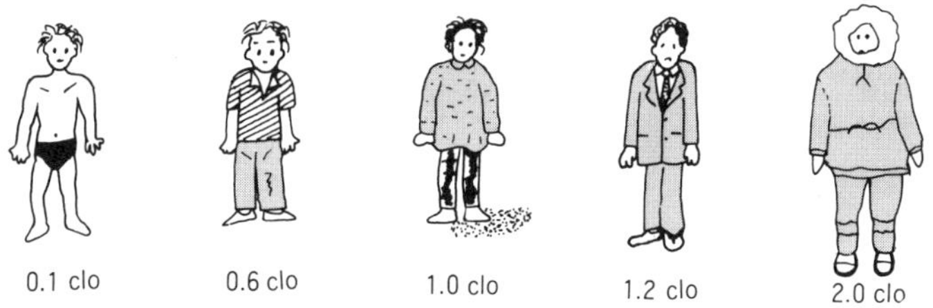

| 0.1 clo | 0.6 clo | 1.0 clo | 1.2 clo | 2.0 clo |

図2-19　着衣量[8]

表面積は，1.4～1.9m²で単位体表面積当たりで表すこともできる。代謝量の相違によって快適温度条件が異なってくる。

日本では作業強度の単位にRMR*¹が用いられて，エネルギー代謝率とよばれている。なお外国では，安静時代謝率（resting metabolic rate）のことをいう場合がある。

◎湿り空気線図の見方

通常の空気中にはごくわずかの水分が含まれている。水蒸気を含まない空気を乾き空気，水蒸気を含んだ状態を湿り空気という。ふつうの空気は湿り空気で，これを乾き空気と水分に分けて考えると，乾き空気まで冷やすと，飽和空気となり露点に達する。

空気のもっている熱量のことをエンタルピー，空気1kgの占める体積（m³）を比容積といい，湿り空気線図は空気の温熱要素の物理変化を簡単に求めることができるので便利である。

図2-20：温度を横軸に，相対湿度を傾斜線に示している。相対湿度100％は露点となる。

図2-21：A点とB点の絶体湿度量から相対湿度を求めることができる。

図2-22：湿り空気線図のある点の状態を加熱または冷却したとすれば，その時の物理的状態を線図から求めることができる。正確には，図2-23のような湿り空気線図上にプロットして利用する。

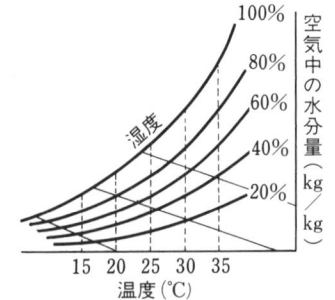

図2-20　湿り空気線図

温度と湿度と空気中の水分量をグラフに表したもの

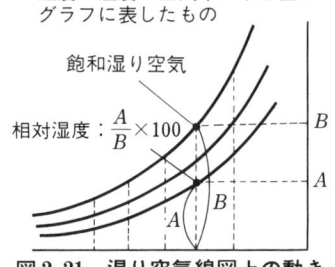

相対湿度：$\dfrac{A}{B} \times 100$

図2-21　湿り空気線図上の動き

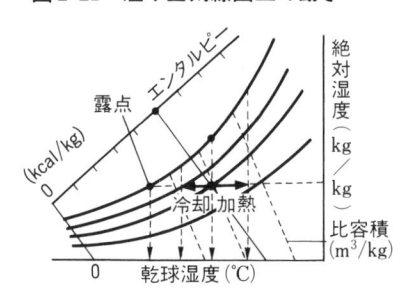

図2-22　湿り空気線図上の動き

---

*1　RMR：relative metabolic rate

3．温熱評価の人体側の要素 43

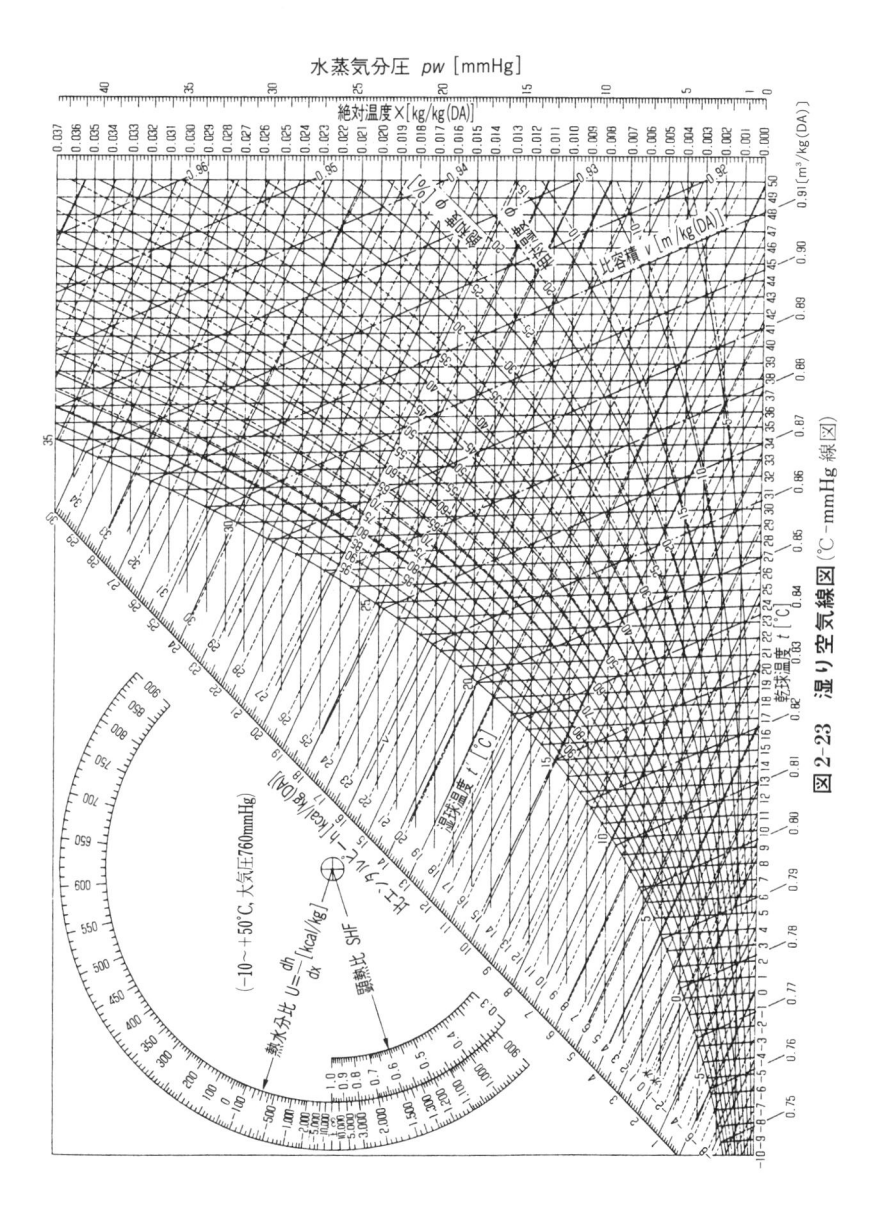

図2-23 湿り空気線図（℃-mmHg線図）

44　第2章　空気環境の試験

4. 空気成分の測定

　　　　　　　　空気は有史以前から，窒素78.00％，酸素20.95％，アルゴン0.93％，二酸化炭素0.03％など一定の化学物質が混合していたが，生命が誕生してからは，その組成も変わり，通常大気中に存在しない物質も存在するようになった。特に，産業革命以後は著しく変化してきたといわれる。また最近，石油化学工業の発達に伴い大気汚染が進行し，四日市喘息などの公害患者を出すに至った。
　　　　　一方，われわれの生活空間は，その大気中にあり，空気成分の良否は健康保健上重要な意味をもつと同時に自然環境を破壊し，生物の存在までも否定してしまうことにもなりかねない。
　　　　　よって大気中に含有する汚染物質の量を知り，物理的・化学的あるいは，生物学的条件について衛生学的良否を判断する資料を得るために，空気成分の測定を行おうとするものである。本章では，大気汚染物質として，SO_2，CO，NO_2，および普通室内空気の成分として，CO_2，浮遊粉じん，空中細菌の測定法について記述する。

4.1　検査の準備

(1) 生活環境
　① 普通室内環境：住宅，事務所，学校など
　② 屋外大気環境：屋外の自然環境
(2) 作業環境
(3) 排出源：煙突，自動車など，通常大気に存在しないガスの排出口

4.2　環境調査

　被検査環境の条件調査は，測定成績の解釈に重要な参考資料であるので，以下に示す調査項目を記録する。
　① 気象条件（天気，気温，相対湿度，気圧，風向など）
　② 検査あるいは測定の状況
　③ 汚染源の状況
　④ 影響（ヒト，動物，植物など）

4．空気成分の測定　**45**

4.3　試料の採取

調査目的および測定結果の解析上，必要と思われる採取位置，時刻，回数を定める。例えば屋内の場合，原則として1測定箇所においては，床面積16～25 m^2（4～5m平方）を1区画とし，その中央の1点または境界の中点の数点（通常，5箇所地点）で，床上 0.5～1.8m 位の高さで採取する。その他，汚染物質の発生源のある場合は，そこを中心として，いくつかの距離に採取点を設ける。測定・試験は，一定時間ごとに数回実施し，一定時間内における平均値と最高値および最低値を求める。ただし，物質の濃度は，標準状態（0℃, 760mmHg）を基準として表す。

4.4　記　　録

気温，気圧，ガスメーターにおける試料温度および圧力，試料採取量などを試料採取の前後に記録する。

4.5　環境基準

ヒトの健康に係わる環境基準を表2-9に示す。

4.6　汚染物質の毒性

（1）二酸化硫黄（亜硫酸ガス）SO_2

SO_2 は鼻腔，咽喉，目などの粘膜に対して激しい刺激を与えて炎症を起こし，また消化器障害や歯牙の酸腐食症を引き起こすこともあるが，刺激作用が強烈なため重症になることは稀である。

慢性中毒では，慢性気管支炎，慢性鼻咽頭炎，嗅覚障害，倦怠，疲労などを起こし，間接的障害として細菌，ウイルスなどが呼吸器官に感染しやすくなるなどがある。

環境被害の一つとして酸性雨がある。大気中の SO_2 は酸化されて三酸化硫黄 SO_3 となり，水に溶けて硫酸 H_2SO_4 となって地表に降る。その結果，湖沼水を酸性化して生物の生存を難しくし，森林にあっては，樹木の立ち枯れなどを引き起こす原因になっている。

表2-9 基準値

物質	環境上の条件
二酸化硫黄	1時間値の1日平均値が0.04 ppm以下であり，かつ1時間値が0.1 ppm以下であること。
一酸化炭素	1時間値の1日平均値が10 ppm以下であり，かつ1時間値の8時間平均値が20 ppm以下であること。
浮遊粒子状物質[1]	1時間値の1日平均値が0.10 mg/m³以下であり，かつ1時間値が0.20 mg/m³以下であること。
二酸化窒素	1時間値の1日平均値が0.04 ppmから0.06ppmまでのゾーン内，またはそれ以下であること。[2]
光化学オキシダント[3]	1時間値が0.06 ppm以下であること。

注 (1) 浮遊粒子状物質とは，大気中に浮遊する粒子状物質であって，その粒径が10 μm以下のものをいう。
(2) 1時間値の1日平均値が0.04 ppmから0.06 ppmまでのゾーン内にある地域にあっては，原則として，このゾーン内において現状程度の水準を維持し，またはこれを大きく上回ることとならないよう努めるものとする。
(3) 光化学オキシダントとは，オゾン，パーオキシアセチルナイトレート，その他の光化学反応により生成される酸化性物質（中性ヨウ化カリウム溶液からヨウ素を遊離するものに限り，二酸化窒素を除く）をいう。
　規定条文：「大気の汚染に係る環境基準について」(昭和48年5月8日環境庁告示第25号　改正：昭48環告35・昭53環告38・昭56環告47)
　　　　　　「二酸化窒素に係る環境基準について」(昭和53年7月11日環境庁告示第38号)

(2) 一酸化炭素 CO

体内に吸入された CO は，肺で血液（赤血球）中のヘモグロビンと結合して赤血球の酸素運搬能を阻害し，体内組織細胞の酸素欠乏を招く。特に，酸素欠乏に敏感な臓器や機能低下した臓器の存在は，重篤な症状を呈することもある。前者は大脳であり，後者は虚血性心疾患など冠動脈の異常で血流の不足である。これらのヒトは心筋梗塞や狭心症を発症することがある。

慢性中毒は軽度な神経症状で，記憶力減退，失語症などのほか，心筋障害を起こしたりすることもある。

4. 空気成分の測定

表2-10　CO-Hb[1]と中毒症状

CO-Hb(%)	症　状
1 〜 10[2]	無症状
10 〜 20	前額部緊迫感, 頭痛
20 〜 30	頭痛, 側頭部脈動, 下肢脱力
30 〜 40	激頭痛, 目まい, 倦怠, 嘔吐
40 〜 50	呼吸脈搏増加, 虚脱, 意識消失
50 〜 60	痙攣(けいれん), 昏睡, 仮死, 死亡

(1) CO-Hb：ヘモグロビン (Hb) は本来 O_2 と結合して体内に O_2 を供給しているが, CO の存在下では, O_2-Hb の結合力より300倍も強い CO と結合して CO-Hb となり, O_2 の供給を妨げる。
(2) 正常人の平均 CO-Hb 値を1％, 喫煙者の CO-Hb 値を2〜10％としている。

(3) 二酸化窒素 NO_2

低濃度の NO_2 を長期間吸入すると慢性中毒症を示す。すなわち, NO_2 は呼吸器深部に取り込まれた浮遊粒子状物質や粉じん, SO_2 など他の汚染物質と相加的作用を呈し, 慢性気管支炎や肺胞の浮腫, 肺胞腫なども引き起こす。

急性中毒症は多量の NO_2 を吸入することにより起こり, 唾液中に血液が混ざって, 数日後, 肺水腫で死亡した例もある。

表2-11　NO_2 の空気中濃度と生体作用

ppm	症　状
< 0.5	約2年間の暴露で小動物に影響はない。
1 前後	かすかに臭気を感ずる。
5 前後	かなり強い臭気を感ずる。
9 〜 14	4時間ずつ5日, 8週間以上の暴露でラットに肺障害。
15 〜 20	目, 鼻, 上部気道を刺激。
25	短時間の暴露の安全限界。
50	1分間で鼻刺激と呼吸器不快。
80	3〜5分間で胸痛。
200 <	瞬間的な暴露で生命危険の症状を招き, また死亡する。

（4）二酸化炭素 CO_2

CO_2 は，十分な酸素の存在下において微弱な麻酔作用を呈す。また皮膚および粘膜の水に溶解し極めて弱い酸性を示すので，刺激性ガスとして作用する。人体に対しては，ほとんど毒性を示さないといわれる。

一方，CO_2 はヒトの呼気，喫煙，火の使用などで増加して室内空気の汚染が進むので，室内空気の汚染指標にされる。その汚染の程度は，快適かつ保健衛生的な状態を保たせるための室内空気の目安として CO_2 含量を0.1％としている。

表2-12 CO_2 の影響による中毒症状

CO_2 濃度（％）	症　　状
0.1	公衆衛生上の有害限度。
2.5	数時間の吸入で症状がない。
3.0	呼吸の深さが増す。
4.0	粘膜に刺激を感じ，頭部圧迫感，数時間持続する頭痛，耳鳴り，血圧上昇，めまい，吐き気をもよおす。
6.0	呼吸数は著しく増す。
8.0	呼吸困難。
10.0	意識喪失。
20.0	極めて危険。

（5）浮遊粉じん

浮遊粉じんとは空気中に浮遊する有機性，無機性の固体微粒子のことで，大気汚染に係わる基準項目では，浮遊粒子状物質ともいう。

浮遊粉じんの有害性は，吸入されて肺胞にとどまり，その物理的・化学的性状，あるいは生体に対する作用過程の相違などにより種々である。例えば，鉱物性粉じんなど不溶性の粒子状物質が吸入され肺胞に沈着すると，繊維化し肺機能低下のじん肺症を起こす。

大気汚染防止法による浮遊粒子状物質は，対象を粒径10 μm 以下のものに限っている。

（6）空中細菌

空中細菌は大部分が無害な雑菌とみなされ，疫学的意義は重要でない。しか

し，空中細菌の多い空気は，衛生管理上，危険が潜在しうることが考えられるので，普通室内空気や学校環境の快適かつ保健衛生的状態を把握する上での基準項目とされている。

学校環境では落下菌数10個／5 min（ϕ90mm，落下法）以下，医薬品などの製造施設における作業環境の空気清浄度の基準として，例えば，非無菌製剤製造の作業環境では落下菌数20個／1 h（ϕ90mm，落下法）以下，浮遊細菌150個／m^3（ピンホールサンプラー法）以下が提案されている。

4.7 測　　定
(1) 二酸化硫黄（亜硫酸ガス）SO_2

SO_2は特殊な作業環境，例えば溶鉱炉，硫酸工場，パルプなどの作業工程において，また大気中には，石炭・重油の燃焼，自動車の排気ガス，わずかではあるが微生物などにおいて発生する無色の刺激作用の強い気体である。

生理的には，直接的あるいは間接的に多くの障害を与えるので，公害防止対策面から大気の汚染に係わる環境基準物質として規定されている。したがって，SO_2の測定は健康保健上，また大気汚染防止上重要である。

〈トリエタノールアミン・パラロザニリン法〉
① 原　理　　空気中のSO_2を吸収液に捕集し，p-ロザニリンとホルムアルデヒドにより発色させ，その赤紫色を比色定量する。

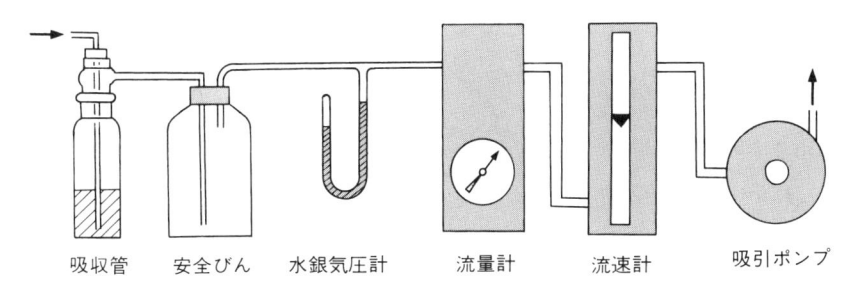

図2-24　試料空気補集装置(例)

50　第2章　空気環境の試験

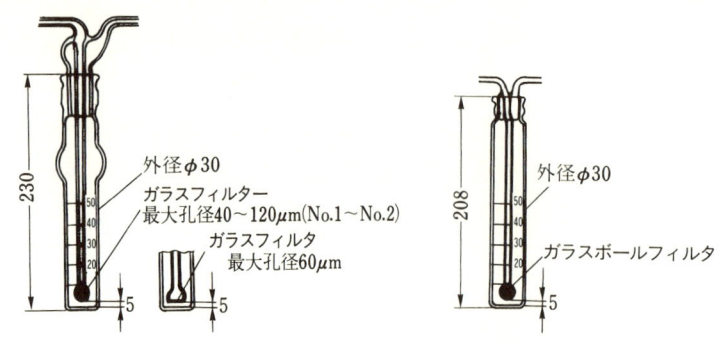

図 2-25　吸収瓶の一例（単位mm）

$$SO_2 \xrightarrow{H_2O} H_2SO_3 \xrightarrow{HCHO} CH_2(OH)SO_3H$$

$3CH_2(OH)SO_3H + H_2N-\!\!\!\!\!\bigcirc\!\!\!\!\!-\overset{\overset{Cl}{|}}{\underset{\underset{NH_2}{|}}{C}}-\!\!\!\!\!\bigcirc\!\!\!\!\!-NH_2$

$\longrightarrow \underset{\underset{SO_3H}{|}}{CH_2NH}-\!\!\!\!\!\bigcirc\!\!\!\!\!-\underset{\underset{\underset{\underset{SO_3H}{|}}{NHCH_2}}{|}}{C}=\!\!\!\!\!\bigcirc\!\!\!\!\!=N^+\underset{\underset{SO_3H-Cl^-}{|}}{HCH_2}$

② **試　薬**　1) 吸収液：トリエタノールアミン（$(C_2H_4OH)_3N$）20 g，二酸化窒素の影響を除去するためにアジ化ナトリウム（NaN_3）0.03 gを取り，水に溶かして1000 mLにする。

　　2) p-ロザニリン・ホルムアルデヒド溶液：p-ロザニリン塩酸塩（$C_{20}H_{19}N_3 \cdot HCl$）0.2 gを水100 mLに溶かし，その20 mLを取り，濃塩酸（35w/v%HCl溶液）6 mLを加えて100 mLとする。別に，ホルマリン（35

w/v％ホルムアルデヒド溶液）を水で薄め，正確に 0.2 w/v％（35 w/v％ホルムアルデヒド溶液 5.4 mL に水を加え 1000 mL にする）溶液とし，この 100 mL と先の p-ロザニリン溶液 100 mL を混和する。

3) チオ硫酸ナトリウム溶液（0.1mol/L）：チオ硫酸ナトリウム五水和物（$Na_2S_2O_3・5H_2O$）26 g と炭酸ナトリウム（Na_2CO_3）0.2 g を水に溶かして 1000mL とし，2 日間放置した後，使用する。使用時には標定する。

◎チオ硫酸ナトリウム溶液（**0.1mol/L**）の標定

　ヨウ素酸カリウム（KIO_3）を 130 ℃で 2 時間加熱し，デシケーター中で放冷する。その 0.72 g を 1 mg の桁まで秤り取り，わずかな水に溶かしてメスフラスコ200mL に移し，水を標線まで加える。この20mLを栓付き三角フラスコ200mL に取り，ヨウ化カリウム（KI）2 g と硫酸（1+2）5 mL を加え，直ちに栓をして静かに混ぜ，暗所に約 5 分間置く。

　水を加えて100mL とし，チオ硫酸ナトリウム溶液で滴定し，淡い黄色になった時，1 w/v％デンプン溶液（溶性デンプン 1 g を水約10mL と混ぜる。次に熱水90mL中によくかき混ぜながら加え，1 分間煮沸し放冷する）を数滴加える。さらに滴定を続け，青色が消えたところを終点とする。

　空試験を水について同一条件で行って，補正に用いる。補正した体積（mL）から次の式でチオ硫酸ナトリウム溶液（0.1mol/L）のファクターを求める。

$$F = a \times \frac{20}{200} \times \frac{1}{b \times 0.003567}$$

　　　F：チオ硫酸ナトリウム溶液（0.1 mol/L）のファクター
　　　a：ヨウ素酸カリウムの量（g）
　　　b：チオ硫酸ナトリウム溶液（0.1 mol/L）の補正した滴定
　　　　　値(mL)

4) 酢酸-酢酸ナトリウム緩衝液（pH 3.9）：酢酸ナトリウム三水和物（$CH_3COONa・3H_2O$）75 g を酢酸（1+2）500mL に溶かす。

5) 二酸化硫黄標準原液：亜硫酸水素ナトリウム（$NaHSO_3$）を約 0.5 g 取り，水に溶かして100mL とする。

◎二酸化硫黄標準原液の濃度の決定

二酸化硫黄標準原液 10 mL を正確に栓付き三角フラスコ200mLにとり，0.05 mol/L ヨウ素溶液を正確に 20 mL 加え，酢酸-酢酸ナトリウム緩衝液（pH3.9）10 mL を加え，0.1 mol/L チオ硫酸ナトリウム溶液で滴定する。淡い黄色になった時，1 w/v%デンプン溶液を数滴加える。さらに滴定を続け，青色が消えたところを終点とする（x mL）。

空試験として別に，水 10 mL について同様に操作し，滴定値を得る（d mL）。

$$c = (d-x) \times 1.12 \times F \times \frac{1}{10}$$

c：二酸化硫黄標準原液のSO_2濃度（μL SO_2/ mL）

d：空試験に要したチオ硫酸ナトリウム溶液（0.1 mol/L）の滴定値（mL）

x：滴定に要したチオ硫酸ナトリウム溶液（0.1 mol/L）の滴定値（mL）

F：チオ硫酸ナトリウム溶液（0.1 mol/L）のファクター

6）二酸化硫黄標準液：二酸化硫黄標準原液を正確にメスフラスコに取り，吸収液で希釈して標準液とする[*1]。

③ **操 作**　試料捕集装置の吸収管に吸収液20mLを入れ，直射日光を避け，1～5 L/minで試料を通気する[*2]（図2-24）。試料空気採取量は，流量計の採取前の目盛りと，採取後の目盛りの差により求める。

採取した吸収液をメスフラスコ 25 mL に移し，標線まで水を加えてよく混ぜ試験溶液とする。二酸化硫黄標準溶液 10 mL と試験溶液 10 mL をそれぞれメスフラスコ 25 mL にとり，p-ロザニリン・ホルムアルデヒド溶液を 2 mL ずつ加え，よく振り混ぜる。20～25 ℃で 35 分間保ち，水を加えて 25 mLとし，波長 560 nmの吸光度を求め，それぞれ A_s，A とする。対照液は，吸収液について同様に操作して得た溶液とする。

[*1]　この溶液の1 mLは，$SO_2 (\mu L, 0℃, 760mmHg)$ として $\dfrac{c \times 1000}{希釈倍率}$ である。

[*2]　許容濃度付近では，3～5 Lの試料が必要である。

④ 結　果　　試料空気の SO_2 は，次の計算式から求める。

$$二酸化硫黄（ppm）=\frac{A \times v_s \times c_s \times 25}{A_s \times V \times v \times K}$$

　　　　A　：試験溶液の吸光度
　　　　A_s　：二酸化硫黄標準液の吸光度
　　　　V　：試料空気の量（L）
　　　　v_s　：発色に供した二酸化硫黄標準液の量（mL）
　　　　c_s　：二酸化硫黄標準液のSO_2濃度（μL SO_2/mL）
　　　　v　：発色に供した試験溶液の量（mL）
　　　　K　：標準状態換算係数[*1]

〈検知管法〉

① 原　理　　吸引ガス採取器を用いて，検知管（図2-27）に一定量の試料空気を採取し，検知管に充填してある検知剤の呈色部分の長さを目で判断し，検知管に付された濃度の目盛りで濃度を知る方法である。また，濃度表に照

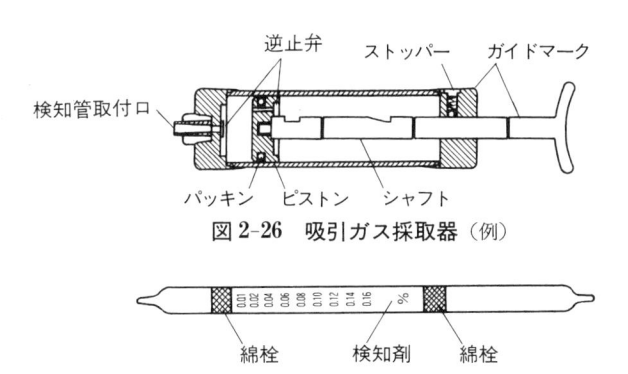

図 2-26　吸引ガス採取器（例）

図 2-27　直読式検知管（例）

---

*1　試料空気の体積を標準状態（0 ℃，760 mmHg）で表すための係数。
$$K=\frac{273}{273+t} \times \frac{P_a+P_m+P_v}{760}$$
　　　　K：標準状態換算係数，P_a：大気圧（mmHg）
　　　　P_m：ガスメーターにおけるゲージ圧（mmHg）
　　　　P_v：t℃における飽和水蒸気圧（mmHg）
　　　　t：流速計における試料空気温度（℃）

らして濃度を知る方法もある。

SO_2の検知剤は，乾燥ケイ砂にNaOH溶液とフェノールレッドの50％エタノール溶液を浸して，乾燥させたものである。検知剤の色は桃色であるが，SO_2によって黄色に変化する。

② 操 作　1）検知管の両端を吸引ガス採取器に付いているカッターで切り取り，吸引ガス採取器の採取口のゴム管に装着する。

2）ピストン柄の赤点とピストン柄止め金の赤点を合わせて，柄を一気に引き柄を固定する。（ピストン柄を90度回転して固定するものもある。）

3）測定場所に一定時間（3〜5分間）支持しておくと，試料空気が100mL採取できる。必要に応じて，ピストン柄を回転させて固定をはずし，押しもどして採取器内のガスを捨て，2）の操作を2〜3回（200〜300mL）繰り返すこともある。

4）一定時間後に，吸引ガス採取器から検知管をはずし，変色層の先端の濃度目盛りからSO_2ガス濃度（ppmまたは％）を求める。この検知管の測定範囲は，0.25〜10 ppmである。

（2）一酸化炭素　CO

COは物質の不完全燃焼によって発生する無色・無臭の猛毒ガスである。また，密度が空気と近似し大気中に拡散しやすく，特に密閉室内では危険を伴う。したがって，COの測定は，大気の汚染防止，作業環境の安全確保，建築物の環境衛生管理，および普通室内の衛生管理などの上で重要である。

〈検知管法〉

① 原 理　COの検知剤は，シリカゲル粒（60〜80メッシュ）に亜硫酸カリウムパラジウム（$K_2Pd(SO_3)_2$）溶液を吸着させ真空中で乾燥したものである。COに触れると黒褐色に変化する[*1]。

② 操 作　（二酸化硫黄SO_2と同じ。）

[*1] 反応は，$K_2Pd(SO_3)_2 + CO \longrightarrow CO_2 + SO_2 + Pd + K_2SO_3$ となり，金属Pdを析出し黒褐色に変色することによる。

4．空気成分の測定　55

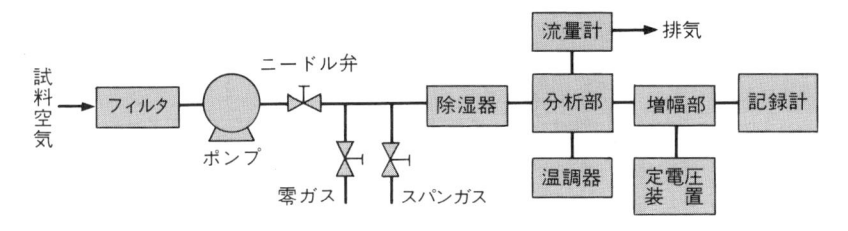

図 2-28　CO自動分析記録装置(概略図)

〈赤外線吸収法〉
① 原　理　　COの赤外領域における光吸収を利用して，試料空気中に含有するCO濃度を連続して測定する。測定範囲は分析装置の機種によって異なるが，一般に0～50 ppmおよび0～200 ppmのものが使用される。
② 器　具　　試料空気採取装置，非分散形赤外線ガス分析計，記録計から構成され，校正用ガスを付属する。試料空気採取装置は，試料空気を一定の状態で分析計の測定セルに導入するための装置であり，フィルタ，除湿器，吸引ポンプおよび流量計から成る。赤外線ガス分析計はCOの赤外線吸収の変化を電気信号として検出するもので，分析部，増幅部，温調器，定電圧装置から成る。記録計は分析計の出力をうけてCO濃度を指示記録する。校正ガスは分析計の指示点検をするためのガスで，零ガス（COを含まないN_2ガス）とスパンガス（目盛り校正用標準ガス）を用いる。
③ 操　作　　赤外線ガス分析計および記録計の電源を入れる。指示が安定したならば零ガスを分析計に導入して計器目盛りが0 ppmを指示するように零点調整を行う。次にスパンガスを導入してスパン調整をする。
　　以上の操作を行ったのち，ポンプなどを作動させて試料空気を分析計に導入し，そのCO濃度を測定する[*1]。

〈ガスクロマトグラフ法〉
① 原　理　　一定量の試料空気を熱伝導型検出器（TCD）付きガスクロマトグラフに導入して得られたクロマトグラムより，COの保持時間に相当する

[*1] 試験装置操作の詳細は日本薬学会編，衛生試験法注解を参照のこと。

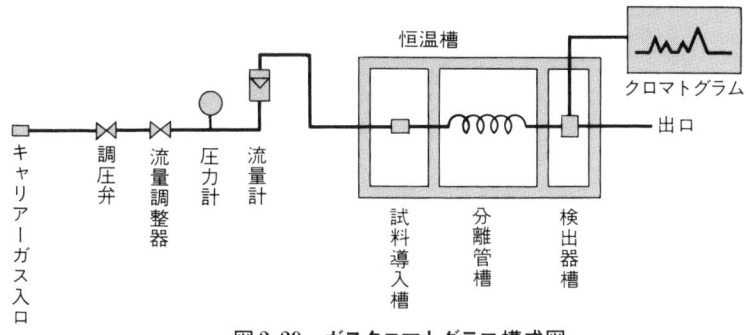

図2-29 ガスクロマトグラフ構成図

ピークの面積で濃度を求める。測定範囲は0.1%以上である。

② **試　薬**　　1) 一酸化炭素：ボンベ入り（99.5 v/v%以上）

2) 一酸化炭素標準試料：マイラーバック（ポリエステル製）に乾燥空気を1L入れる。一酸化炭素1mLを注射器で注入して封印し、十分混和し標準試料とする。

◎濃度の検定

標準試料1mLを注射器に取り、あらかじめ調整されたガスクロマトグラフに導入し、得られたクロマトグラムより全ピークの面積を半値幅法[*1]により合計する(S_T)。COの保持時間に相当するピークの面積をS_{CO}とすると、標準試料中の一酸化炭素濃度C_s（v/v%）は次式から求められる。

$$C_s \text{ (v/v\%)} = \frac{S_{CO}}{S_T} \times 100$$

③ **操　作**　　ゴムキャップ付100mL容注射器に試料空気を吸引採取する。その試料空気と、あらかじめ調製した標準試料のそれぞれ一定量（1〜5mL）を別の注射器にとり、ガスクロマトグラフに導入し、クロマトグラムよりCOの保持時間に相当するピークの面積を求め、それぞれSおよびS_sとする。試料空気中の一酸化炭素濃度（v/v%）は次式から求める。

[*1] クロマトグラムのピークの面積を求める一方法である。
ピークの高さをベースから測り（a mm）、その$\frac{1}{2}$の高さの幅をb mmとすると、
ピーク面積（mm^2）＝ $a \times b$

$$\mathrm{CO}\ (\mathrm{v/v\%}) = C_s \times \frac{S}{S_s} \times \frac{1}{K}$$

K：標準状態換算係数

◎ガスクロマトグラフィーの条件

　検出器：熱伝導度型

　充填剤：モレキュラーシーブ13X

　分離管温度：40～50℃

(3) 二酸化窒素 NO_2

NO_2 は赤褐色,刺激性のガスで,重油や石炭の燃焼に伴って発生する。生理的には慢性および急性毒性を表す。環境への影響は窒素酸化物の一員として,太陽光のもとで炭化水素と反応して光化学オキシダントなどの生成に関係するともいわれている。

〈ジアゾ化法〉

① 原　理　　試料空気を吸収液で捕集し,NO_2 を亜硝酸 HNO_2 とする。そのHNO_2 をスルファニルアミドでジアゾ化し,ナフチルエチレンジアミンとカップリングさせて生じる呈色物を吸光度の測定で定量する。

② 試　薬　　1) 吸収液：トリエタノールアミン（$(CH_2CH_2OH)_3N$）を 10 g 取り,ホルマリン（35 w/v%）6 mLを加え,これに水を加えて100mLとする。この溶液は,使用の都度調製する。

2) スルファニルアミド溶液：スルファニルアミド（$NH_2C_6H_4SO_2NH_2$）1 g を10w/v%HCl 溶液 100 mLに溶かす。

3) ナフチルエチレンジアミン溶液（0.1w/v%）：N-（1-ナフチル）エチレンジアミン・二塩酸塩（$C_{10}H_7NHCH_2CH_2NH_2 \cdot 2HCl$）0.1 g を水に溶かして100mLとする。

4) 二酸化窒素標準液：105～110℃で 3 時間乾燥した亜硝酸ナトリウム $NaNO_2$ 0.154 g を,水に溶かして 1000 mLとする。これを吸収液で200倍に希釈し,クロロホルムを数滴加えて二酸化窒素標準液とする。

　　　二酸化窒素標準液 1 mL = 0.5 μL NO_2（0 ℃, 760mmHg）

③ **操　作**　図2-25の装置の吸収管に吸収液20mLを入れ，0.5 L/min以下の流速で，試料空気を採取し，メスフラスコ25 mLに移し，吸収液を標線まで加えて試験溶液とする。この試験溶液10mLと二酸化窒素標準液10mLをそれぞれメスフラスコ25mLに取り，スルファニルアミド溶液1 mLを加え十分に攪拌する。15分放置後，ナフチルエチレンジアミン溶液（0.1w/v%）1 mLを加えてよく混ぜる。30分間放置後の呈色液の吸光度を波長530〜540nmで測定する。対照液は吸収液10 mLについて同様の操作を行ったものとする。

④ **結　果**　試料空気中の二酸化窒素の濃度は，次の式から求める。

$$二酸化窒素（ppm）=\frac{A \times v_s \times a \times 0.5}{A_s \times V \times v \times K}$$

A：試験溶液の吸光度　　A_s：二酸化窒素標準液の吸光度
V：試料空気の量（L）
a：発色に供した試験溶液採取液量（mL）
v：発色に供した試験溶液の量（mL）
v_s：発色に供した二酸化窒素標準液の量（mL）
K：標準状態換算係数[*1]

〈ザルツマン法〉

① **原　理**　試料空気のNO₂をザルツマン吸収液に通して捕集し，得られた呈色液（赤紫色）の吸光度から定量する方法である。（発色機構は，ジアゾ化法参照。）

② **試　薬**　ザルツマン吸収液：酢酸50 mLを含有する900 mLの水に，スルファニル酸 $NH_2C_6H_4SO_3H$　5 gを溶かす（必要ならば緩やかに加熱して溶解する）。冷却後，ナフチルエチレンジアミン溶液（0.1w/v%）を50 mL加え，水を加えて1000 mLとし，褐色びんに保存する。

③ **操　作**　図2-24の装置の吸収管30 mLにザルツマン吸収液25 mLを入れ，試料空気を流速100 mL/minで適量採取し採取量を記録する。吸収管を

[*1]　試料空気の体積を標準状態（0 ℃，760mmHg）で表すための係数。（p.53）

はずし，直ちに清浄な空気を導入して吸収管の空隙部を清浄な空気で置換する。20分間放置後，水を加えて30mLとし，攪拌後これを試験溶液とする。

一方，30mL吸収管にザルツマン吸収液 25 mLを入れ，さらに二酸化窒素標準液（0.5μL NO$_2$（0 ℃，760mmHg））を正確に5 mL加え，攪拌する。20分間放置し，発色標準液とする。それぞれの溶液の吸光度を波長 545 nm で測定する。対照液はザルツマン吸収液 25 mLに水を加えて 30 mLとしたものとする。

④ 結　果　（ジアゾ化法参照）

(4) 浮遊粉じん

〈ロウボリウムエアサンプラ法〉

工場，事務所などの空気環境に浮遊する粉じんの質量濃度の測定に用いる方法である。ただし，健康に係わる生活環境の浮遊粒子状物質の基準では，10 μm以下の，また労働環境にあっては，7.07μm以下の粉じんを集める必要がある。この方法は，これらの粉じんを分粒する機能をもつものである。

① 原　理　ロウボリウムエアサンプラは，粉じんを含む空気を一定の流量でサンプリングする装置で，分粒装置，フィルタ保持具，流量計および吸引ポンプから成る（図2-30）。分粒した空気をフィルタに通し粉じん捕集を行

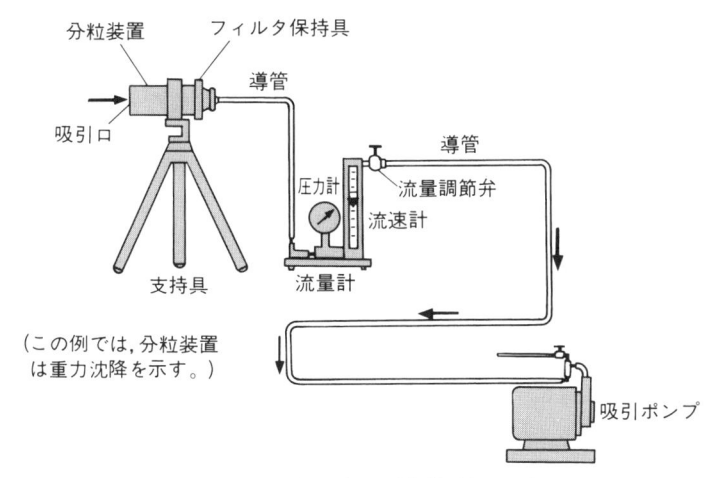

図2-30　サンプラの構成図(概略図)

(1) 構造

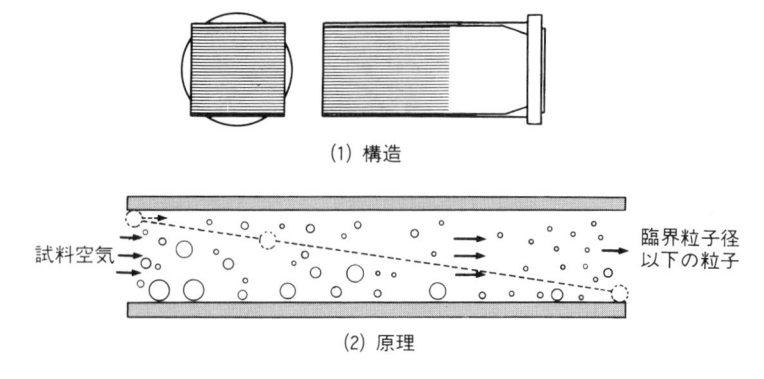

(2) 原理

図2-31　重力沈降形分粒装置の構造と原理

う。通気前後の質量の差から空気 1 m³ 当たりの粉じんの質量(mg)で表す。

② **装　置**　1) 分粒装置：図2-31に示すように，試料空気を流すと平行板の間を通り抜ける間に，大きい粒径の粉じんは板上に残り，規定の粒子だけがフィルタの方に流れる構造をもつ装置である。洗浄は洗剤を使って行うか，超音波洗浄器を用いると効果的である。

2) 流量計：図2-30に示すフロート形流量計で，簡単に流量調節ができ，圧力計をもつものが望ましい。試料空気の流量は一定でなくてはいけないが，捕集中フィルタが目詰まりしてフローメーター指示が下降する。そこで試料空気採取前も，採取中も常に流量調節を行う。このときの流量は，次の計算式で算出し，補正でき，Q_0を一定にするためにQを調節する。

$$Q_0 = Q \times \sqrt{\frac{273+t}{273+20} \times \frac{760}{760-p}}$$

　　　Q_0：補正流量（m³/min）
　　　Q ：流量の読みの量（m³/min）
　　　t ：温度（℃）
　　　p ：差圧（mmHg）
　　　20：標準温度（℃）

③ **操　作**　捕集前のフィルタを温度20℃，相対湿度50％で24時間以上デシケーターで乾燥した後，0.1mgまで秤量する。このフィルタをフィルタ保

4．空気成分の測定　**61**

持具に固定し，分粒装置に接続する．分粒装置を支持具に取り付け測定個所に置く．図2-30のように導管で接続し，常に水平を保ち，0.5～1.5mの高さに固定する．試料空気採取中，常に流量を調節しながら所定の時間吸引する．一般に粉じん濃度1mg/m³以上の場合は30分間位である．

　捕集後，フィルタを取り外し，捕集前のフィルタと同じ条件で乾燥し，秤量する．

④ **結　果**　　粉じん濃度は，次の計算式から求める．

$$浮遊粉じん濃度（mg/m^3）= \frac{W_2-W_1}{V} \times 1000$$

　　　　　W_2：捕集後のフィルタの質量（mg）
　　　　　W_1：捕集前のフィルタの質量（mg）
　　　　　V：吸引空気量（L）

〈光学的方法（デジタル粉じん計）〉

① **原　理**　　空気中の浮遊じんあいに光ビームを当てると，その質量濃度に比例した散乱光を発する．その散乱光を電流に変換し数量化して測定する．

② **装　置**　　試料空気を遮光した検出器内に連続的に吸引し，検出器内で一定の光ビームを当てて散乱光を生じさせ，これを光電子増倍管によって電流に変換する．また，電流値と時間との積（電気量）が一定に達すると，1パルスが発生する．この計数値はじんあいの質量濃度に比例するが，相対的数値として理解すべきである（図2-32）．

③ **操　作**　　必要なスイッチを入れて電流が使用範囲にあることを確かめる．

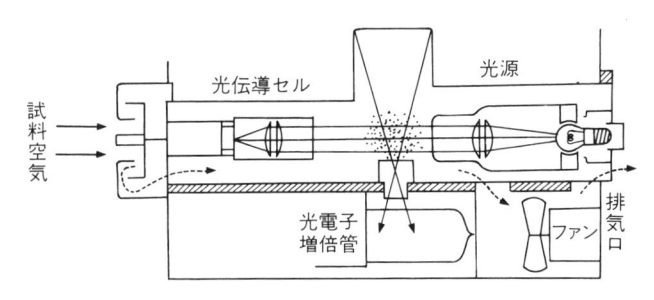

図2-32　携帯用デジタル粉じん計検出部

光源を一定に保ちながら30秒間以上経過したのち,標準散乱板を用いて感度較正し,被検場所で1分間の計数値を読み取る。通常,一定時間間隔ごとに数回測定を繰り返す。

計数値についてじんあいの質量濃度が次式によって求められる。

$$じんあい濃度 (mg/m^3) = (c-d) \times A \times B \times \frac{1}{K}$$

c：測定計数値(装置に実測値が記録される)

d：空試験計数値

A：感度較正係数(補正値)

　　補正値$= S/S'$

　　　S：標準散乱値

　　　S'：標準散乱板による感度較正で得られた計数値

B：1計数値/min当たりの質量濃度(mg/m^3)で,標準装置および標準粉じんを用いて得られたもの。装置に実測値が記録されている。

K：標準状態換算係数[*1]

(5) 二酸化炭素 CO_2

CO_2 は,通常大気中に0.03〜0.04％存在し,人の呼吸,物の燃焼により発生する無色の重い気体である。普通室内において,他の空気条件(気温,気湿,臭気,浮遊粉じん,細菌など)の悪化と相まって,不快の原因となることが知られている。したがって,CO_2 の測定は,その有害性を問題にするのではなく,室内空気の汚染度を科学的に把握し,普通室内空気環境の衛生管理を目的にする。また,空気環境の衛生的確保のための換気について必要換気量と換気回数を求める方法についても述べる。

〈検知管法〉

① 原　理　本法は,室内空気汚染の指標としての正確さより,むしろ迅速

[*1]　53ページ脚注参照。

に測定ができるという利点のある方法で，測定結果は標準温度（20℃）における濃度で表す。誤差は±5％以内である。

検知剤は，150～250メッシュの活性アルミナの粒子に，チモールフタレインを加えた NaOH 溶液を吸着させ乾燥したものである。検知剤はCO_2 によって pH の変化が起こり，青紫色から薄い桃色に変わる。

② 操　作　（二酸化硫黄の項参照）
③ 結　果　検知剤の変色した長さを検知管に付された濃度目盛，または濃度表（図2-33）から求め，表2-13で温度補正を行い，二酸化炭素濃度（20℃）として表す。

表2-13　温度補正表（20℃基準）

濃度表の読み (ppm)	真の炭酸ガス濃度(ppm)				
	0℃	10℃	20℃	30℃	40℃
1,500	1,800	1,650	1,500	1,400	1,350
1,400	1,700	1,550	1,400	1,300	1,250
1,300	1,550	1,400	1,300	1,250	1,150
1,200	1,450	1,300	1,200	1,150	1,100
1,100	1,300	1,200	1,100	1,050	1,000
1,000	1,200	1,100	1,000	950	900
900	1,100	1,000	900	850	800
800	950	900	800	750	700
700	850	750	700	650	600
600	700	650	600	550	500
500	600	550	500	500	450
400	500	450	400	400	350
300	350	300	300	300	250
200	250	200	200	200	20

濃度表の読み (％)	真の炭酸ガス濃度(％)				
	0℃	10℃	20℃	30℃	40℃
0.7	0.8	0.75	0.7	0.65	0.6
0.6	0.7	0.65	0.6	0.55	0.5
0.5	0.6	0.55	0.5	0.45	0.4
0.4	0.45	0.4	0.4	0.4	0.35
0.3	0.35	0.3	0.3	0.3	0.25
0.2	0.25	0.2	0.2	0.2	0.2

図2-33 二酸化炭素濃度図

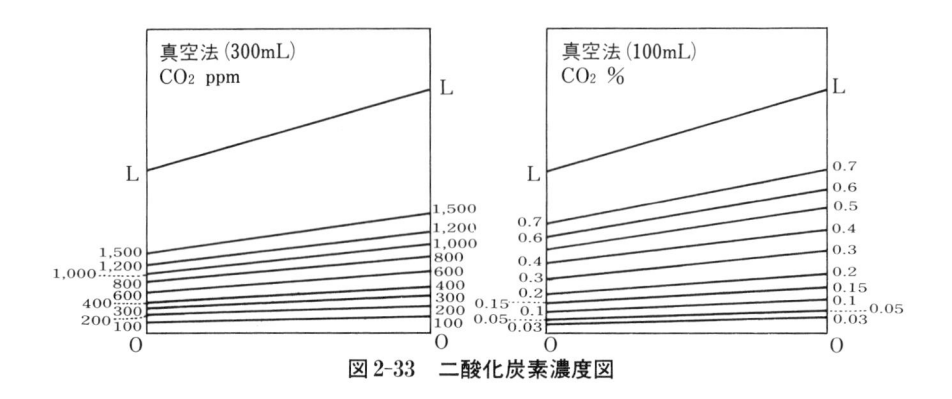

〈水酸化バリウム法〉

① 原　理　この方法は，検知管法などの基準となる方法で，酸性ガスが共存しない場合の定量法である。

　　既定濃度の水酸化バリウム溶液に試料空気の CO_2 を吸収させ，CO_2 で消費した水酸化バリウムをシュウ酸を用いて求め，CO_2 量に換算する。

$$Ba(OH)_2 + CO_2 \longrightarrow BaCO_3 + H_2O$$
$$Ba(OH)_2 + C_2H_2O_4 \longrightarrow BaC_2O_4 + 2H_2O$$

② 試　薬　1）水酸化バリウム溶液：$Ba(OH)_2\ 1.4\,g$ および $BaCl_2\ 0.08\,g$ を水に溶かして1000mLとする。本液は空気にふれない（CO_2 にふれない）ように保存する。また使用時には，CO_2 に接触させないように注意する。

　2）シュウ酸溶液：特級シュウ酸 $(COOH)_2 \cdot 2H_2O$ を $0.5244\,g$ 精秤し，水に溶かして $1000\,mL$ とする。

　　　シュウ酸 $1\,mL = 0.1\,mL\ CO_2$　（20 ℃，760 mmHg）

③ 器　具　1）捕気びん：1 L 容の硬質ガラスびん（図2-34のA）。

　2）小ガラスびん：$50\sim60\,mL$ 容の硬質ガラスびんで頸部に一対の隆起 e およびこれと直角に一対の小孔 f をもつもの（図2-34のB）。

　3）連通ガラス栓：捕気びんと小ガラスびんとを連結するための栓。一端 g から側壁 h に通ずる 2 条の細管および一対の把手 i をもつものである（図2-34のC）。

4. 空気成分の測定　**65**

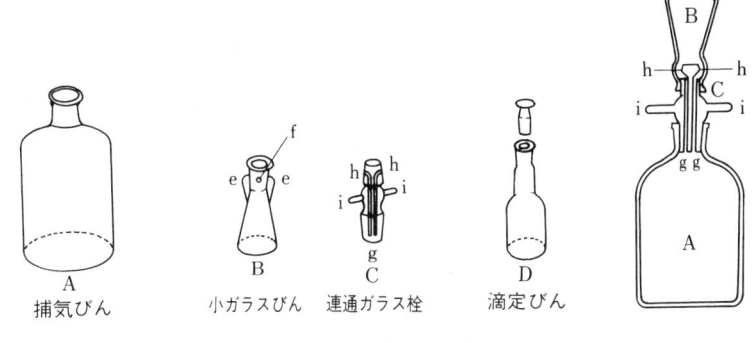

図2-34　各種ガラスびん

4) 滴定びん：100〜120mL の共栓硬質ガラスびん（図2-34のD）。捕気びん，小ガラスびん，連通ガラス栓は，すり合わせで気密に連結する。また，捕気びんに連通ガラス栓を施し，側壁の口hまでの内容量が明確にわかっているものを使用する。

④ **操　作**　小ガラスびん内の空気を，CO_2 を除去した空気で置換したのち，$Ba(OH)_2$ 溶液 50 mLを注入し，ただちに連通ガラス栓を装着し，口hと小孔fとを合わせる。次に測定場所において試験者の呼気の影響を受けないようにしながら捕気びんへ「ふいご」で速やかに試料空気約 4 Lを導通し，ただちに小ガラスびんを連結した連通ガラス栓で捕気びんを装着する。小ガラスびんを回転して小ガラスびんのeと連通ガラス栓の口hとを合わせ，$Ba(OH)_2$ 溶液を捕気びん中に流入させる。同時に現場の気温と気圧を測定する。

　次に全装置を15分間以上，ときどき逆さまにしたり振ったりして，試料空気中の CO_2 を完全に $Ba(OH)_2$ 溶液に吸収させたのち，$Ba(OH)_2$ 溶液を小ガラスびん中に流下させる。びんを回転させて小孔fを口hに合わせ，注意して捕気びんを除き，3時間以上放置する。

　生成した $BaCO_3$ がすべて沈殿（白色）したのち連通ガラス栓をはずし去り，ピペットで上澄み液 25mLを，あらかじめ CO_2 を除去した空気で置換済みの滴定びんにとり，指示薬としてフェノールフタレインを加える。この

溶液をシュウ酸で滴定する。

　滴定に要したシュウ酸溶液量を a mLとし，同時に試料空気を吸収させない Ba(OH)$_2$ 溶液 25mLを滴定びんを用いて試料液と同様の操作により滴定する。

　ここに要したシュウ酸溶液量を b mLとすると，試料空気中の CO$_2$ 濃度は次式により算出される。

$$CO_2 濃度(v/v\%) = \frac{(b-a) \times \frac{50}{25} \times 0.1 \times 100}{V \times K}$$

$$= \frac{20 \times (b-a)}{V \times K}$$

　　　V：捕気びんに連通ガラス栓を施したときの口ｈまでの
　　　　　体積（mL）
　　　K：標準状態換算係数

〈換気量の測定〉

　換気量の測定方法は，空気の吸排気量を量る直接法と，二酸化炭素濃度の測定から求める間接法があり，ここでは，測定が比較的簡単な間接法について述べる。

① **原　理**　間接法は，室内の吸・排気口の状況によって空気の入出が不明の場合用いられる方法である。ある濃度に達した CO$_2$ は，CO$_2$ の発生がない場合に時間が経つにつれ減少する。これは換気によって起こる。すなわち最初の CO$_2$ 濃度と一定時間後の CO$_2$ 濃度を量ったとき，その間の濃度の減少は，ある量の換気があった結果である。この方法は室内の空気環境の衛生的確保のために必要な空気，すなわち必要換気量を求めるものである。

② **測定操作**　被検室内に適当な方法で CO$_2$ を供給した後，室内空気を十分かき混ぜて被検室内の平均 CO$_2$ を検知管法で測定する。同時に空気の温度も測定する。次いで，被検室内に在室者がいないか，または極めて少ない状態にし，一定時間経過した後，再びよく空気をかき混ぜ，同様に CO$_2$ 濃度と温度を測定する。

③ 結　果　　換気量および換気回数は，次の式から求める．

$$V = 2.303 \times \frac{V_r}{t} \times \log\frac{C_1 - C_0}{C_t - C_0}$$

$$E = \frac{V}{V_r}$$

V：換気量（m³/h）　　V_r：被検室内の体積（m³）
t：最初の CO_2 濃度測定から次の測定までの時間（h）
C_1：被検室内の最初の温度補正後の CO_2 濃度[*1]（％）
C_0：外気の温度補正後のCO_2濃度（％）
C_t：被検室内の t 時間後の温度補正後の CO_2 濃度（％）
E：換気回数(回/h)

(6) 空中細菌

　空気環境中の浮遊細菌は，一般には，床，家具，衣服上の堆積じんや土壌が，ヒトの移動などによって飛散して存在する．これらはほとんど非病原性の細菌であるが，室内空気汚染の指標とされる．

　測定方法には，一定面積に一定時間内に落下した細菌を所定の時間培養して得られる細菌集落を計数して求める落下法と，被検空気を一定の大きさのピンホールから一定時間吹き付け，細菌を付着捕集し培養後の平均集落数を計数して求めるピンホールサンプラー法について述べる．

〈落下法〉

① 原　理　　寒天平板培地を入れたシャーレ（φ90mm）のふたを取り，培地を被検空気に 5 分間さらした後，37 ℃の培養器で 24～48 時間培養する．
　1 測定地点当たり，少なくともシャーレ（φ90mm）を 3 枚使用し，ここに生育した細菌集落を計数して算術平均値を求め，空気中に浮遊している細菌数を知る方法[*2]の一つである．

[*1] 63ページ表 2 -13参照．
[*2] この方法は，培地上に生育した落下細菌数であり，落下速度が遅いものは含まれないので，空気の微生物汚染を評価するには十分とはいえない．

② 器具および培地　　ペトリシャーレ：内径 90 mm

オートクレーブ：121℃，1 kg/cm² に耐える装置

平板培地：標準寒天培地

③ 操　作　　1) 平板培地は，標準寒天培地を水に溶かしてオートクレーブ（121℃，1 kg/cm²）にかけ滅菌し，シャーレ 1 枚当たり 15mL ずつ分注して寒天を凝固後，倒置してシャーレのふたをずらして，培地の表面を乾燥[*1]させてできあがる。

2) 落下菌の採取は，平板培地 3 枚を被検場所に培地を上に向けて置き，静かにふたを同時にとり，5 分間さらした後，静かにふたをして倒置する。

3) 培養は，培養器 (35～37 ℃) で 24～48 時間行う。

④ 結　果　　培養後，生育した細菌集落を計数してその平均値を求め，シャーレ 1 個当たりの 5 分間の落下細菌数として表す。

　　記載方法は，例えば，落下細菌 20 個/ 5 min (ϕ90 mm，落下法) とする。

〈ピンホールサンプラー法〉

① 原　理　　図2-35に示すような装置で，無菌の平板培地に被検空気を一定の流速でピンホールから吹き付け，培地に菌を付着させて，培養の後に細菌集落を計数する方法である。

② 器具および培地　　（落下法と同じ）

③ 装　置　　ピンホールサンプラー：図2-35に示すように，被検空気の浮遊細菌は，吸引ポンプでピンホール部の底にあるピンホールから平板培地に吹き付けられ，平板表面に付着捕集されるような機能を備えている。平板培地回転台は，2 分間で 1～2 回転するよう設計されている。

④ 操　作　　試験場所において，ピンホールサンプラーを流量計と吸引ポンプに接続し，電源スイッチを入れポンプを作動させる。通常 26.5 L/min にセットする。ポンプを止め，本体の平板培地回転台上に，直前にふたを取った平板培地を装着し，ピンホールと培地面の間隔を 1.6～2 mm に調節し，1～2 分間被検空気を吸引採取する。同時に被検空気量を求める。同じ操作

[*1] 培地の表面を乾燥させることは，拡散集落の防止のためである。

4．空気成分の測定　**69**

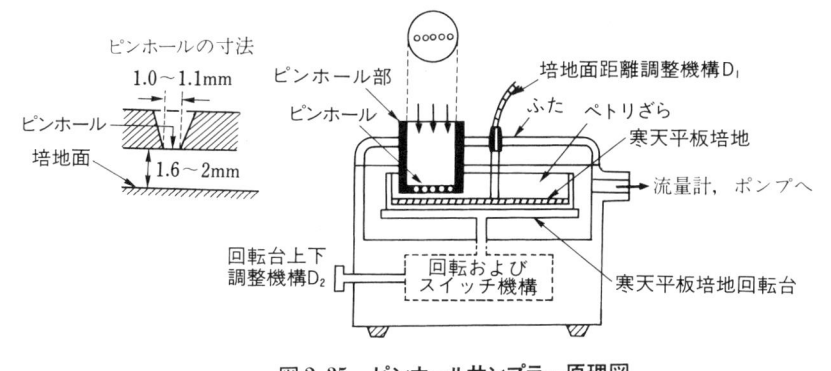

図 2-35　ピンホールサンプラー原理図

を3個の平板培地について行う。平板培地を本体から取り出し，上下転倒して，培養器（35～37℃）で24～48時間培養する。

⑤　**結　果**　　3個のシャーレの集落数を計数し，平均値を被検空気の浮遊細菌数とし，被検空気1 m^3 当たりで算出する。

　記載方法は，浮遊細菌 50 個/m^3（ピンホールサンプラー法）として表す。

（7）総合環境測定器

　一般の人が居住するビルの室内では，温熱条件（温度・湿度・気流），空気清浄度（浮遊粉じん・二酸化炭素・一酸化炭素）などを定期的に測定することがビル衛生管理法によって義務づけられている。一般的には環境測定は環境の各要素を，定期的に個々の測定器によって測定し，その結果を評価することが行われている。

　現在，それぞれの測定器を1つにまとめた総合測定器が市販されている。室内環境では，この機器を使用して測定場所を移動して測定することや，定点において1日の空気環境の変化を正確に測定し，基準値をクリアーしているかどうか判定することができる。

5. 物理的環境の測定

大気圏の環境要因は，空気の成分の他，気象および物理的エネルギーによって表される物理的環境要因から成る。ここでは物理的環境要因の気圧，騒音，照度，紫外線，振動について述べる。

5.1 気　圧

空気が地表に及ぼす圧力を気圧という。気圧の単位は単位面積当たりの力で表し，SI単位系では記号 N/m^2，Pa（パスカル）およびbar（バール）で示す。従来，広く用いられていた atm, kgf/cm^2 やmmHgをSI単位系へ換算するには，次のようにする。

　　　$1\ kgf/cm^2 = 98\ kPa$
　　　$1\ Pa = 1\ N/m^2$
　　　$1\ mmHg = 133.322\ Pa$
　　　$1\ atm = 1.0339\ kgf/cm^2 = 760\ mmHg = 1013.25\ mb$
　　　　　　$= 1013.25\ hPa$（標準気圧）

高地などの低気圧環境は，酸素分圧の低下と相まって中枢神経を障害する。

一方，潜函作業などの高気圧環境は，体組織に窒素が溶解し，身体の変調を起こす。また高気圧下から通常気圧へ急に減圧すると血液に溶けていた気体が気泡となって血管を塞ぎ，循環障害などを引き起こすこともある。

しかし，多くの人の居住空間における気圧の変動は，通常比較的小さく，直接生理的な影響を及ぼすようなことはほとんど考えられない。

このことから，気圧測定の意義は，むしろ空気試験における他の測定事項（例えば，相対湿度や二酸化炭素，一酸化炭素などの空気成分の測定）に際し，採取した試料空気の容積を標準状態（0℃，1気圧）に換算するために無くてはならない。

（1）水銀気圧計[9]

① 器　具　　水銀気圧計：気圧の精密な測定には，フォルタン気圧計が用いられる。

② 原　理　断面積 1 cm²，長さ 1 m の
ガラス管の一端を封じて水銀をその中に
入れ，水銀槽に逆さにして立てたもの
(図2-36)。気圧は水銀槽から頂端までの
水銀柱の長さを，cmHg あるいは
mmHg で表す。

③ 操　作　気圧計は正しく垂直に懸垂
し，S ネジを調節して水銀面を象牙針の
先端に軽く接触させる。次に，水銀柱の
上端メニスカスをバーニア（遊尺）で読
み取る。バーニアの零線が固定目盛りの
示度線に一致したときはその値になる。
一致しないときは，零線の固定目盛りを
読み取り，これにバーニアの目盛りと固
定目盛りの一致したバーニアの目盛りの
1/10 を加える。

図 2-36　フォルタン気圧計とバーニア

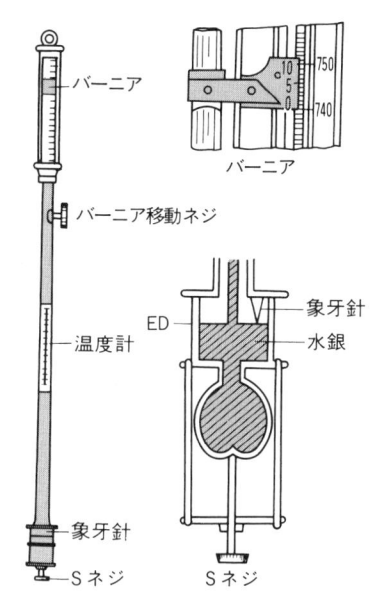

(2) アネロイド気圧計[9]
① 器　具　アネロイド気圧計：空ごう気圧計ともよばれ，取り扱いが簡単
で，しかも検定に合格した機器はかなり正確に測定できる（図 2-37）。
② 原　理　真空に近く密閉した金属製の空ごうが，気圧の変化で膨らんだ
り縮んだりする動きを指針に連動させ，その指針の指示する目盛りを読み取

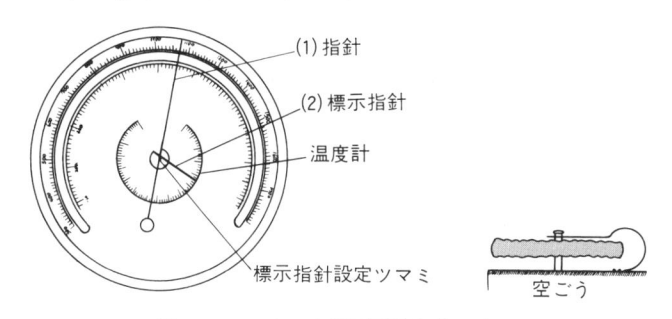

図 2-37　アネロイド気圧計と空ごう

る。なお金属製の空ごうは，温度により弾性率が変化するので，直射日光や冷暖房器具の近くなど温度が著しく異なる場所に置かないようにする。

③ **操　作**　　時々水銀気圧計の示度と比較し，調節ネジにより合わせる。読み取りの際は，指で軽くガラス面をたたき，指針を目盛りのミラー面の像と合わせる。

5.2　騒　音

騒音は，毎年，公害苦情件数として最も多く，身近な不快環境として認識さ

表2-14　騒音の環境基準値

地域の類型	基　準　値	
	昼　間	夜　間
ＡＡ	50デシベル以下	40デシベル以下
ＡおよびＢ	55デシベル以下	45デシベル以下
Ｃ	60デシベル以下	50デシベル以下

- 地域の類型
  - ＡＡ：療養施設，社会福祉施設等が集合して設置される地域など特に静穏を要する地域
  - Ａ：専ら住居の用に供される地域
  - Ｂ：主として住居の用に供される地域
  - Ｃ：相当数の住居と併せて商業，工業等の用に供される地域
- 時間の区分
  昼間：午前6時から午後10時まで
  夜間：午後10時から翌日の午前6時まで
  ただし次表に掲げる地域に該当する地域（以下「道路に面する地域」という）についてはその環境基準は上表によらず次表の基準値の欄に掲げるとおりとする。

地　域　の　区　分	基　準　値	
	昼　間	夜　間
Ａ地域のうち2車線以上の車線を有する道路に面する地域	60デシベル以下	55デシベル以下
Ｂ地域のうち2車線以上の車線を有する道路に面する地域およびＣ地域のうち車線を有する道路に面する地域	65デシベル以下	60デシベル以下

この場合において，幹線交通を担う道路に近接する空間については，上記にかかわらず，特例として次表の基準値の欄に掲げるとおりとする。

基　準　値	
昼　間	夜　間
70デシベル以下	65デシベル以下

備考
　　個別の住居等において騒音の影響を受けやすい面の窓を主として閉めた生活が営まれていると認められるときは，屋内へ透過する騒音に係る基準（昼間にあっては45デシベル以下，夜間にあっては40デシベル以下）によることができる。

5. 物理的環境の測定

れる物理的環境因子である。したがって，生活環境を保全するための騒音対策は重要である。騒音とは喧しい音，不快な音，生活を妨げる音などいわゆる「好ましくない音」の総称である。しかし，ある音が騒音であるか楽音であるかは，にわかに決し難く，人の聴覚で知覚された後，各人の主観によってはじめて判断されるものである。

騒音は，聴覚器を傷害したり，聴覚器以外の生理機能に悪い影響を与えたり，日常の生活を妨害したり，精神的・心理的に作用して苦痛・不快を与え，健康を害することが知られている。

騒音対策は音源対策，遮音対策など考えられるが，まず，騒音の現状調査，次に対策，そして対策後の結果の判定と評価で進められる。この間，常に騒音測定がある。

① **原 理** 音の強さとは，音の進行方向に垂直な平面内の単位面積中を一定時間に通過する音のエネルギーをいう。音の強さのレベルは，基準の音（最小可聴音圧に相当し，レベルは $P_0 = 2 \times 10^{-5} \mathrm{N/m^2} = 2 \times 10^{-5} \mathrm{Pa}$）と対象（$P \mathrm{N/m^2}$）の比の常用対数によってデシベル dB 単位で表す。計算式は，

$$\mathrm{dB} = 20 \log_{10} \frac{P}{P_0}$$

② **装 置** 測定は音の純物理的な量としてよりも，騒音計（人の聴感特性を備えた電気音響機器）を用いて行う。音の音圧をマイクロホンを通して電気量に変換し，それを増幅して指示計器に表示させる（図2-38）。この指示値を騒音レベルといい，単位はホンまたはdB（1997年から使用）で表す。

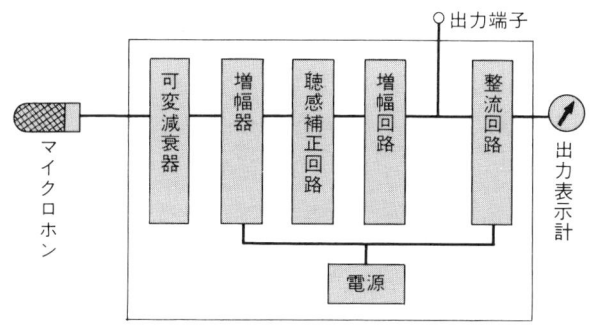

図2-38 騒音計の構成

第2章 空気環境の試験

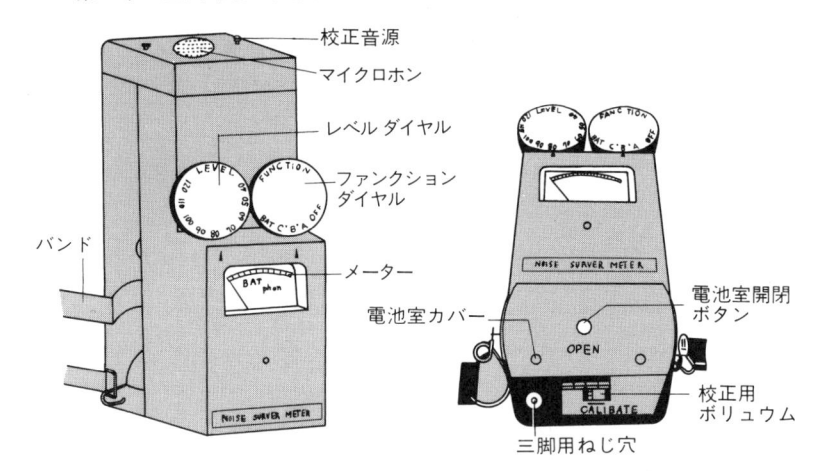

図2-39 騒音計の一例

③ 操　作　1) ファンクションダイヤルをBAT.に合わせ，メーター指針がBAT.マークより右に振れることを確かめる（バッテリーチェック）。
2) メータースピード切替えスイッチをF（ファースト）にする。
3) レベルダイヤルを最大数値にセットし，ファンクションダイヤルをA特性にセットする。レベルダイヤルを順次下げて行き，メーター指針の振れが目盛りの－10〜＋10の間に収まるようになったところで止める。
4) 騒音計の読み取り方は，3) のレベルダイヤルを止めたところの数値とメーター指針の合計である。

④ 測　定
(1) 対象が機械などの騒音源の場合
　騒音計の指示値を数回読み，平均値をもって表示する。対象が稼動していないとき（音がないとき）の騒音を暗騒音といい，稼動しているとき

表2-15　暗騒音に対する指示値の補正[10]　　　　（単位：dB）

対象の音があるときとないときの指示値の差	3	4	5	6	7	8	9
補　正　値	－3	－2		－1			

(JIS　Z 8731—1983より)

5. 物理的環境の測定　75

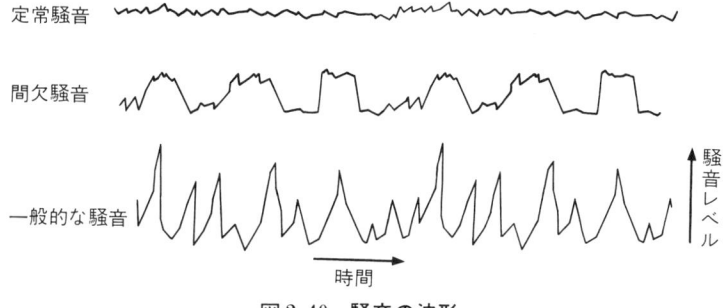

```
定常騒音　～～～～～～～～～～～～

間欠騒音　～⌒⌒～⌒⌒～⌒⌒～⌒⌒～

一般的な騒音　〰︎〰︎〰︎〰︎〰︎〰︎〰︎〰︎　↑騒音レベル
　　　　　　　　　→時間
```

図 2-40　騒音の波形

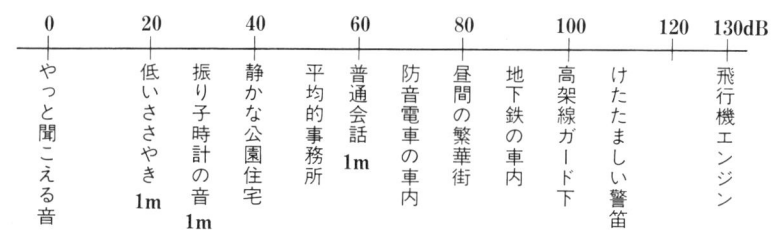

```
0      20      40      60      80      100     120  130dB
やっと  低い    振り子  静かな  平均的  普通    防音  昼間の  地下鉄  高架線  けたたましい  飛行機
聞こえる ささやき 時計の  公園住宅 事務所  会話    電車の 繁華街  の車内  ガード下  警笛        エンジン
る音    1m      音            　      1m      車内
        　      1m
```

図 2-41　一般的騒音レベル[1]

（音があるとき）の騒音の差が 10 dB 以下のときは表 2-15 に従って暗騒音を補正する。10 dB 以上のときは暗騒音の補正を必要としない。

(2) 対象の騒音が変動しないか，また変動が小さい場合（定常騒音）

　騒音計の指示値を読み取って，これを平均し，騒音レベルとする。

(3) 周期的，間欠的騒音の場合（間欠騒音）

　発生ごとにその最大値を読み取り，数回の平均値をもって表す。必要あるときはその度数などを付記する。

(4) 不規則かつ変動の大きい騒音の場合（一般的な騒音）

　街頭の騒音やいろいろな作業が行われている工場内の騒音は，不規則かつ大幅に変動しているので，測定は数10回行い，測定値を統計処理し，測定対象の騒音レベルとする。

76　第2章　空気環境の試験

◎**測定例　不規則かつ変動の大きい騒音**[12]

　道路交通騒音など不規則で変動の激しい騒音の場合，2～3回の測定だけで，その環境の騒音レベルとすることはできない。このような騒音に対しては，測定をある任意の時刻から始めて，ある時間ごとに指示値を読み取り，数10個の測定値を統計処理して，中央値と90％レンジで表す。

　測定は原則として3人1組で行う。測定者は騒音計を扱う。1人はタイムキーパーで時間ごとに測定者の肩に触れるなどのサインを与え，測定者はそのサインの瞬間の騒音計の指示値を読み取る。最後の1人が記録する。

　測定の手順は①～⑤に従う。

①　騒音計の指示値を5秒間隔で50個読み取り，表2-16の騒音調査表の(イ)欄に書き込む。

表2-16　騒音調査表の例

測定の対象，場所，条件など：N駅前緑地帯中央（主として自動車音）
55年8月1日(金)　2.30　AM・**PM**
気象　晴，微風
測定器　A社6型
測定者　山田花子
聴感補正　**A**　B　C

(イ)	1	2	3	4	5	6	7	8	9	10
	71	72	64	65	67	66	69	68	70	73
	73	70	78	69	68	67	67	72	74	80
	76	77	66	85	65	67	68	73	69	70
	71	72	70	67	75	67	68	65	80	77
	74	73	70	68	82	75	66	67	68	69

(ロ)	末尾の数字	0	1	2	3	4	5	6	7	8	9
	60台				1	3	3	7	6	4	
				0	1	4	7	14	20	24	
	70台	5	2	3	4	2	2	1	2	1	0
		29	31	34	38	40	42	43	45	46	46
	80台	2	0	1	0	0	1				
		48	48	49	49	49	50				
	0台										

(ハ)　騒音レベル，中央値(90％レンジ)　　70　(65, 80)　dB (A)

5. 物理的環境の測定

② 最小値と最大値に○印を付け，それぞれの10の位を左端に60，70，80，と書き込み，各数値の出現度数を(ロ)欄の末尾の数字の下のマスに書き込む。表2-16では，64 dBが1個，65 dBが3個，66 dBが3個，67 dBが7個と一つ一つ数える。✓（チェック）印を付けながら進めるとよい。

③ (ロ)欄の下段に度数を累計した累積度数を記入する。

　　表2-16では，63dBと64dBの間のマスに累積度数0，64 dBと65 dBの間のマスに1，65 dBと66dBの間のマスに4，66 dBと67 dBの間のマスに7，67 dBと68 dBの間のマスに14と次々に記入していく。最後のマスは50になるはずである。

④ 累積度数曲線は縦軸に累積度数，横軸に騒音レベル（dB）として描く。図2-42では騒音レベルの最小値64 dBから0.5 dBを引いた値，すなわち63.5 dBを累積度数0，次のマスの累積度数1は，順次1を加えていき，騒音レベル64.5 dB，累積度数4は騒音レベル65.5 dB，このようにグラフ上にプロットしていく。累積度数50は騒音レベルで最大値に0.5 dBを加えた値，すなわち85.5 dBにプロットする。各プロットをS字を描く感じで曲線で結び，累積度数曲線図を作成する。

⑤ 図に50 %，5 %，95 %の横線を引き，累積度数曲線との交点を騒音レベルの値として読み取る。これらの値は，順に中央値と90 %レンジの下端の値および上端の値である。図2-42では，中央値70 dB，90 %レンジの下端の値65 dB，90 %レンジの上端の値80 dBとして読み取ることができる。表し方は，70（65，80）dB(A)として(ハ)欄に記入する。

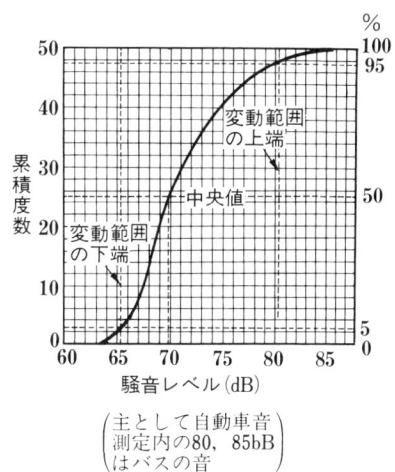

図2-42　**累積度数曲線**(例)

5.3 照度

室内の環境の明るさは，精神への作用はもちろん，日常生活に与える影響が極めて大きい．室内の明るさが適当でないと成長期の子供の視力低下，作業・学習などの能率低下，全身疲労，不潔，家庭内事故，労働災害などの原因になる．照度とは，自然光（太陽光）や照明により照らされる明るさの度合いをいい，単位はルックス（lx）で，1 lxとは1カンデラ（cd）の光源から1 mの距離における明るさに相当する．

明るさの強弱は光のエネルギー量で測定するが，同じエネルギー量の光でも明るさの感じが異なる．例えば，短い波長の紫外線，長い波長の赤外線は，知覚できなく，知覚できるのは，中波長の可視光線である．したがって，ここでは波長780 nmから400 nmの範囲の可視光線が対象となる．この目に明るさを感じる度合いを視感度といい，波長555 nmを最高とし，短波長および長波長に向かって，視感度は漸次低下する．

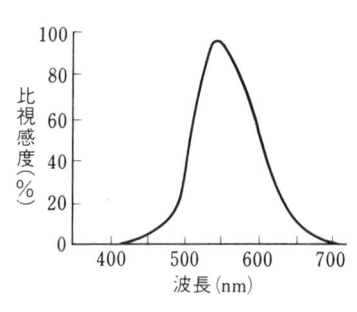

図2-43 標準比視感度曲線[3]

① **装置および原理** 可視光線のエネルギー量は，セレン光電池（受光器）で発生する光電流を読み取る光電池照度計で測定する．セレン光電池は図2-44のように，鉄製基板の上に薄い不透明なセレン結晶膜，その上に金あるいは白金の半透明薄膜を蒸着させたもので，これに光を当てるとセレンから電子が放出されて電流が発生する．これを電流計（照度計）で測定する．

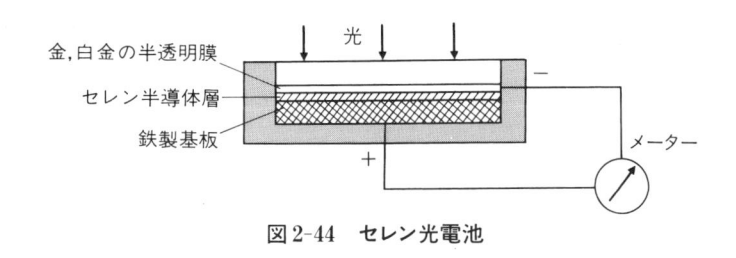

図2-44 セレン光電池

② **操 作** 照度計の光電池を水平に置き，切り替えスイッチを短絡（光電池面を覆い短絡とする機種もある）し，0合わせを行う。光電池は使用しないときには，光に当てないようにフタをし，半年毎に示度の補正を行う。

③ **測 定** 測定面の高さは，特に視作業面の指定がないときは屋内では床面上85cmの高さ，屋外では15cm以下で，光電池を水平に置き，5分間程度露光して指示値を読み取る。単位区域の平均照度は，5点法（図2-46の正方形4辺の中点（x_1, x_2, x_3, x_4値）とその中央（g値））あるいは，4点法（図2-47の正方形4角の頂点（P_1, P_2, P_3, P_4値），4点法は変動が少ない場合に用いる）で測定し，次の計算式で求める。

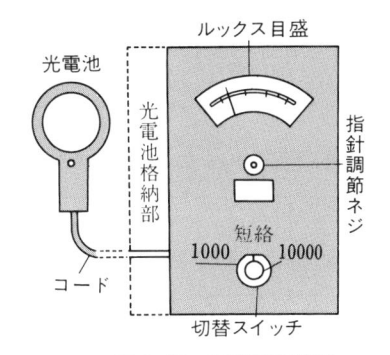

図2-45 照度測定装置

$$5 点法 = \frac{x_1 + x_2 + x_3 + x_4 + 2 \times g}{6}$$

$$4 点法 = \frac{P_1 + P_2 + P_3 + P_4}{4}$$

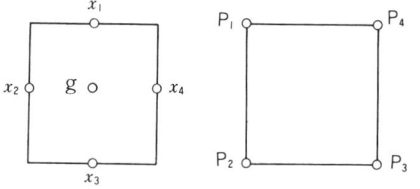

また，採光の明るさの尺度として昼光率がある。昼光率は次の計算式

図2-46 5点法[9]　　図2-47 4点法[9]

で求めることができる。室内の採光による照度は朝夕を除き，なるべく曇天か快晴の時を選び，壁面から1m以上離れた場所で測定する。その時の水平面全照度は建物の屋上など障害物の少ない所を選び，照度計の受光部に直接日光が当たらないようにして測定した照度である。

通常の部屋の基準昼光率は2～3％である。

$$昼光率 = \frac{室内水平面照度}{水平面全天空照度} \times 100$$

80 第2章 空気環境の試験

表2-17 事務所の照度基準 (JIS)[9]

照度 lx	場　　所		
1500〜750	事務室(a)，営業室，設計室，製図室，玄関ホール（昼間）		
750〜500	事務室(b)，役員室，会議室，印刷室，電話交換室，電子計算機室，制御室，診察室		
500〜300	集会室,応接室,待合室,食堂,調理室,娯楽室,修養室,守衛室,玄関ホール（夜間），エレベーターホール	○電気・機械室などの配電盤及び計器盤　○受付	
300〜200		書庫，金庫室，電気室，講堂，機械室，エレベーター，作業室	
200〜100			洗場，湯沸場，浴室，廊下，階段，洗面所，便所
150〜100	喫茶室，休養室，宿直室，更衣室，倉庫，玄関（車寄せ）		
100〜 75			
75〜 30	屋内非常階段		

- 事務室は細かい作業を伴う場合及び昼光の影響により窓外が明るく，室内が暗く感じる場合は，(a)を選ぶことが望ましい。
- 玄関ホールでは，昼間の屋外自然光による数万lxの照度に目が順応していると，ホール内部が暗く見えるので照度を高くするのが望ましい。なお，玄関ホール（夜間）と（昼間）は段階点滅で調節してもよい。

表2-18 学校（屋内）の照度基準 (JIS)[9]

照度 lx	場　　　所		作業および視対象
1500			◇精密製図◇精密実験◇ミシン縫◇キーパンチ◇図書閲覧◇精密工作◇美術工芸制作◇版画◇天秤台による計量
750	教室，実験実習室，実習工場，研究室，図書閲覧室，事務室，教職員室，会議室，保健室，食堂，厨房，給食室，放送室，印刷室，電話交換室，守衛室，屋内運動場	製図室，被服教室，電子計算機室	
300		講堂,集会室,休養室,ロッカー室,昇降口,廊下,階段,洗面所,便所,公仕室,宿直室,渡り廊下	
200			
75	倉庫，車庫，非常階段		

備考：視力や聴力の弱い児童・生徒が使用する教室，実験実習室などの場合は，2倍以上の照度とする。（聴力の弱い児童・生徒の場合は，主として他人の唇の動きを見て言葉を理解する助けとしている。）

表2-19 住宅の照度基準 (JIS)[9]

照度lx	居　間	書斎	応接間	座敷	食堂・台所	寝室	浴室・脱衣室
2000〜1000	手芸						
1000〜 750	裁縫	勉強					
750〜 500	読書	読書				読書	
500〜 300	化粧電話				食卓調理台流し台	化粧	ひげそり化粧洗面
300〜 200	団らん		テーブルソファ飾り棚	座卓床の間			
200〜 150	娯楽						
150〜 100							全般
100〜 75		全般			全般		
75〜 50	全般		全般	全般		全般 (30〜10)	
50〜 30							

5.4 紫 外 線

運動エネルギーをもち,空間を光子が飛ぶものを電磁波とよぶ。電磁波のうち電離作用のないものを非電離放射線といい,太陽光線は多くのエネルギーをもつ非電離放射線である。

紫外線ultraviolet radiation (UV) は,太陽光線の一部をなす放射線で,可視光線より波長の短い光線である。紫外線は波長 400 nm 以下の光線で,波長域が 320 nm 以上の光線を近紫外線(UV-A),320~280 nmの光線を中紫外線(UV-B),それ以下の280~160nmの光線を遠紫外線(UV-C)という。

太陽光のうち波長域 290 nm 以下の紫外線は成層圏にあるオゾン層にほとんど吸収されるので,地面に到達するのは 290 nm 以上が多く,290 nm 以下は少ない。波長域 400~350 nm の紫外線は光化学反応性の強い光線で,オキシダントなどの光化学スモッグの成因になっている。UV-Bの紫外線は,プロビタミンDをビタミンD群に変える作用をもち,特に 310~290 nmの波長域の光線を健康線またはドルノ線と呼ぶ。[14]

(1) 波長域による分類[14]
1) 400~320 nm；近紫外線,UV-A
2) 320~280 nm；中紫外線,UV-B
3) 280~160 nm；遠紫外線,UV-C

(2) 生理的作用

1) 皮膚：皮膚に当てると紅斑,色素沈着を生じさせる作用がある。紫外線は表皮から 0.2~0.3 mmのマルピギー層に達し,真皮の血管を拡張させ,紅斑を生じさせる。また紫外線はメラニン色素の増加を促し,色素が沈着する。

2) 皮膚ガン：紫外線は有害紫外線とよばれ,戸外労働者に皮膚ガンの発生率が高いことが知られている。免疫機能を低下させることが原因とも考えられている。

3) 目：波長 280 nm 以下の紫外線は,目の角膜に吸収され障害を起こす。特に 270 nm 付近の紫外線は結膜炎や角膜炎など有害作用を与える。

(3) 光化学作用

1) 殺菌：波長 280～250 nm の紫外線は殺菌作用があり，特に 260～250 nm は細胞内の核酸に吸収されるので，殺菌力が強い。
2) 大気汚染：物質の燃焼に伴って必然的に排出される窒素酸化物（NO_x）が大気中で NO_2 になる。このとき紫外線やある種の炭化水素（ガソリンなどの蒸気）が関与して，オゾンなどの光化学スモッグを2次的に作り出す。これらは人体に対する健康や植物などの生態系への悪影響を及ぼすこともある。

(4) 装置および原理

紫外線の測定は紫外線強度計を用い，紫外線の強度をエネルギー率で表すようになっている。紫外線強度計の原理は受光器とメーターから構成される。受光器は光電池や光電管などが用いられており，露光板などのフィルターで覆われ，所定波長の紫外線強度が測定できるようになっている。紫外線強度はメーターに $\mu W/cm^2$（または W/m^2）で表示される。

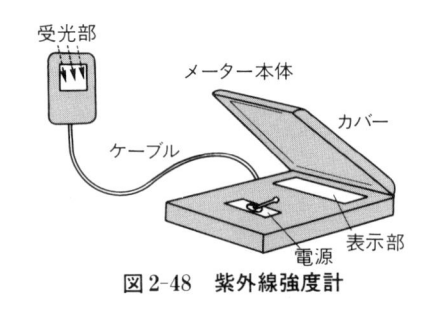

図 2-48 紫外線強度計

紫外線強度計の受光器は，3波長域（380～320nm, 320～280nm, 280～250nm）から成り，光化学反応に係わる紫外線を対象にするときは 380～320 nm 用の受光器で測定し，健康光線を対象にするときは 320～280 nm 用の受光器，有害紫外線を対象とするときは 280～250 nm 用の受光器で測定する。また殺菌光線を対象にするときも同様である。

(5) 操作

紫外線源の照射方向に対して，正しく正面に受光器を向けて測定する場合と，水平面あるいは鉛直面に置く場合がある。いずれにしても，メーターに定められた方法で測定し，指示値が安定したときに読み取り，必要があれば数回測定して平均をとる。

表2-20　紫外線の波長別TLV[1]および紫外線許容強度[2]

波長 nm	TLV J/m²	許容強度 mW/cm²
200	1000	34.7
210	400	13.9
220	250	8.7
230	160	5.6
240	100	3.5
250	70	2.4
254	60	2.1
260	46	1.6
270	30	1.0
280	34	1.2
290	47	1.6
300	100	3.5
305	500	17.4
310	2000	69.4
315	10000	347

(1) TLV (threshold limit value) は，ACGIH (American Conference of Governmental Industrial Hygienist) の勧告値で，1日（8時間）を1期間として，暴露を受ける場合の許容量である。
(2) 紫外線許容強度は，ACGIHで定めた1日（8時間）を1期間として，暴露を受ける場合のTLV値から求めた。　　（JIS Z 8821 参考）

5.5 振　　動

問題となる振動は，人体に感知される微弱なものから，家屋・建造物に被害を生じる地震のような強い振動まであり，公害の一つでもある。

住民からの苦情の発生率は，人為的発生源（工事現場，工場，道路など）から20 m の距離までが約 70 % といわれ，振動から受ける影響は，振動それ自体が気になり眠れない，発生の度に目が覚めるなどの安眠妨害，地震発生との勘違いによる恐怖感，家具が倒れる，壁が壊れるなどの不安感など多種多様である。こうした振動は健康生活上，できるだけ排除する必要がある。

(1) 振動による被害

1) 人への影響

表2-21のように，ヒトが振動を感じ始める振動レベルは 58〜68 dB といわれている。さらに，70 dB を超えると大多数の人が明確に判り，電灯などつり下げた物が動くようになり，ヒトに影響が及び始める。

表2-21 振動レベルと震度階級目安[15]

振動レベルdB	階級	気象庁震度階級と説明	
		人間	屋内の状況
58以下	0	人は揺れを感じない。	
58～68	I	屋内にいる人の一部がわずかな揺れを感じる。	
68～78	II	屋内にいる人の多くが揺れを感じる。眠っている人の一部が目を覚ます。	電灯などのつり下げ物がわずかに揺れる。
78～88	III	屋内にいる人のほとんどが揺れを感じる。恐怖感を覚える人もいる。	棚にある食器類が音を立てることがある。
88～98	IV	かなりの恐怖感があり、一部の人は身の安全を図ろうとする。眠っている人のほとんどが覚醒する。	つり下げ物は大きく揺れ、食器類は音を立て、座りの悪い置物は倒れることがある。
98～103	V弱	多くの人が身の安全を図ろうとする。一部の人は行動に支障を感じる。	つり下げ物は激しく揺れ、棚の食器、本が落ち、家具が移動することもある。
103～108	V強	非常な恐怖を感じる。多くの人が行動に支障を感じる。	棚の食器、本の多くが落ち、テレビが台から落ち、タンスが倒れることがあり、ドアが開かなくなり、戸がはずれる。
108～110	VI弱	立っていることが困難になる。	固定していない重い家具が移動、転倒する。開かなくなるドアが多い。
110～112	VI強	立っていることができず、はわないと動くことができない。	固定していない重い家具のほとんどが移動、転倒する。戸が外れて飛ぶことがある。
112以上	VII	揺れにほんろうされ、自分の意志で行動できない。	ほとんどの家具が大きく移動し、飛ぶものもある。

(国立天文台編：理科年表，丸善，1997参考)

表2-22 特定工場において発生する振動の規制に関する基準

区域の区分	昼間 (午前8時から午後7時まで)	夜間 (午後7時から翌日午前8時まで)
第1種区域	60 dB	55 dB
第2種区域	65 dB	60 dB

　第1種区域：第1種低層住居専用地域，第2種低層住居専用地域，第1種中高層住居専用地域，第2種中高層住居専用地域，第1種住居地域，第2種住居地域，準住居地域およびその他の地域
　第2種区域：近隣商業地域，商業地域，準工業地域および工業地域
(振動規制法，昭和51年6月10日法律第64号，改正；平成16年法律第94号)

5. 物理的環境の測定

振動がヒトにもたらす影響は，不安感・イライラ感・恐怖感などの心理的影響や，睡眠妨害など休養時間の破壊，仕事や勉強などの能率の妨害などが挙げられる。このうち，睡眠妨害は健康を害する上で最も影響は甚大である。眠り端の浅い眠りの時，65 dB で半数以上の人が目覚め，また深い眠りの場合では，70 dB でほとんどの人は目覚めるといわれている。

2）建物への影響

建物に対する振動被害は，基礎コンクリートやタイル・壁などの亀裂，建て付けの狂い，瓦のずれなどの被害がある。環境庁の振動に関する住民反応の調査では，70 dB を超えると建て付けが狂うなどの被害が認められたとされている。

3）精密機械への影響

光学機器の使用場所における振動は，機器の使用を不可能にする。また，これら光学機器や電子工業部品の製造工場においても影響を及ぼす。

（2）装置および原理

生活環境や職場の環境などの振動は，振動レベル計で振動レベル（人の全身を対象とする振動の評価尺度）を測り，単位はデシベル（dB）で表す。

振動レベルとは，$20 \log (a/a_0)$ で定義した補正加速度レベルのことで，dB で表す。a_0 は基準の振動加速度で，10^{-5}m/s^2 とする。a は振動感覚補正を行った振動加速度実効値で，鉛直および水平振動について表2-23に示す周波数レ

表2-23　振動感覚特性と平たん特性の総合周波数レスポンス[16]

周波数 Hz	鉛直振動特性		水平振動特性		平たん特性	
	相対レスポンスdB	許容偏差 dB	相対レスポンスdB	許容偏差 dB	相対レスポンスdB	許容偏差 dB
1	－6	＋2，－5	3	＋2，－5	0	＋2，－5
2	－3	±2	3	±2	0	±2
4	0	±1.5	－3	±1.5	0	±1.5
6.3	0	±1	－7	±1	0	±1
8	0	0，－2	－9	±1	0	±1
16	－6	±1	－15	±1	0	±1
31.5	－12	±1	－21	±1	0	±1
63	－18	＋1，－2	－27	＋1，－2	0	＋1，－2
90	－21	＋1，－3	－30	＋1，－3	0	＋1，－3

（JIS　C 1510-1976より）

スポンスを用い，次式によって算出する。実用的には振動レベル計で振動感覚補正回路を用い，測定して得られるdB数である。

$$a = [\Sigma a_n^2 \cdot 10^{C_n/10}]^{1/2}$$

a_n：周波数 n Hz の成分の振動加速度の実効値
c_n：周波数 n Hz における相対レスポンス（表2-23）
$c_n = 0$（表2-23の平たん特性）のときの $20 \log (a/a_o)$
を特に振動加速度レベルとよび，dBで表す。

振動レベル計は，地面に設置できる構造の振動ピックアップ，振動感覚補正回路（表2-23の総合周波数レスポンスをもつように，この回路を備えたもの），および指示計器から成る。

（3）測　　定

1）震動源の振動

ある震動源から出る振動だけを測定する場合，震動源に振動ピックアップを設置する。測定レンジの選定は，衝撃的な振動などについて，振動レベル計が過負荷状態にならないようにする。対象の振動があるときと，ないときとの振動レベル計の指示値の差が 10 dB 以上あることが望ましい。もし暗振動[*1]が定常的にある場合は，表2-24によって指示値を補正する。

2）公害に関連する振動

公害に関係する地面の振動の振動レベルの測定方法について述べる。

振動ピックアップは，平たんな堅い地面に水平に設置し，測定方法は測定時における振動ピックアップの受感軸方向を，原則として鉛直および互いに直角な水平2方向の3方向に合わせ，鉛直方向を Z，水平方向を X，Y とし，X，

表2-24 暗振動に対する指示値の補正[17]　　　　　　　　（単位：dB）

対象の振動があるときとないときの指示値の差	3	4	5	6	7	8	9
補　正　値	−3	−2	−2	−1	−1	−1	−1

（JIS Z 8735-1981より）

[*1] 暗振動とは，ある場所における特定の振動を測定する場合に，対象の振動がないときのその場所における振動のことをさす。

Y の方向を明示する。

振動感覚補正回路の使い方は，Z方向は鉛直振動特性を，X，Y方向は水平振動特性を用いて行う（規制基準では，鉛直方向について行うようになっている）。

(4) **結　果**

指示値の変動が少ない場合は，その指示値とする。例えば，振動レベル 60 dB と表す。不規則かつ大幅に変動する場合は，ある時間（5秒間隔）ごとに指示値を 100 個読み取り，騒音と同様に統計処理を行う。結果の表し方は，ある振動のレベルLを越える読み取り値の個数が全体のx％（特定工場等の規制基準では80％レンジの上端の数値としている）に相当するとき，この振動レベルをL_xと表す。例えば，xが20％となる振動レベルが60dBであれば，$L_{20}=60$dBと表示する。振動規制基準は，80％レンジの上端の数値となっている。

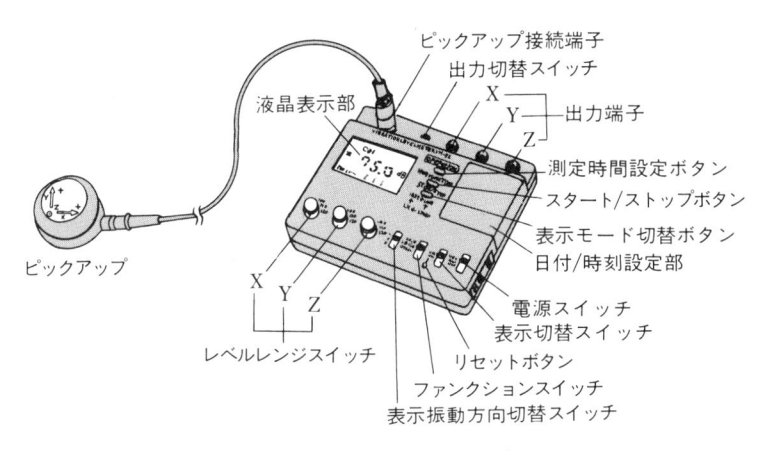

図 2-49　振動レベル計(例)

● 資料・文献
1) 村松學:環境測定と記録,オーム社,1990
2) 日本学校薬剤師会編:学校環境衛生の基準・解説,1995
3) 長田泰公編:環境衛生入門,オーム社,1990
4) ISO Moderate Thermal Environments-Determination of the PMV and PPD Indices and Specification of the Conditions for Thermal Comfort
5) 村松學監修:はじめてのビル空調,オーム社,1994
6) 空気調和・衛生工学便覧(第12版)1995
7) ASHRAE 62-1989 : Ventilation for Acceptable Indoor Air Quality, 1989
8) 吉田敬一・田中正敏:人間の寒さへの適応,技報堂,1986
9) JIS Z 9110-1979
10) JIS Z 8731-1983
11) 国立天文台編:理科年表,丸善,1991
12) 野田実・本郷泰生・並木和子・蔵楽正邦:公衆衛生学実験,建帛社,1997
13) 原田実:建設環境技術概説,理工図書,1996
14) 坂本弘・和田攻:公衆衛生各論,医歯薬出版,1989
15) 国立天文台編:理科年表,丸善,1997
16) JIS C 1510-1976
17) JIS Z 8735-1981

第3章
水環境の試験

　生体の活動は，土壌，大気および水を基盤としている。生態系を構成している種々の動植物が地球に足跡を残している中で，人類ほど地球のあらゆる資源に影響を与えている存在もない。"水や空気のようなもの"とは，何の代償もなしに常によいものが得られるものという意味で使われるが，実際には，水や空気などの天然資源の過剰な利用で，自然の劣化が進行している。これは，まさに人間自らの存在を否定することにつながる。例えば，水は健康的で文化的な生活を営む上で欠かせないが，その水源の多くを表流水（ダム，河川，湖沼など）からと，一部を地下水（井戸など）から得ているのである。このうち表流水は，人為的な汚染を受けやすく，その影響は大きいと考えられる。

　したがって，安全な生活，生活環境の保全のために環境基準が定められている。また，安全な水道水を供給する上でも，水源の水質保全は重要である。国民の健康生活確保のため「水道法」[1]が定められ，水道を扱う事業者に厳しく管理する義務を課している。水道水は，多くのヒトの健康を保持する上で，最も基本的なもので，日常生活，あるいは経済活動上，必要不可欠な役割を担っている。このような水道は今，全国の地方の都市化，生活様式の変化に伴い，単に衛生的な飲料水の確保にとどまらず，より快適な水への要求が高まっている。

　表3-1に水道水の水質基準[2,3]を示す。内容は，健康関連項目と性状関連項目から成る水質基準と，これを補完する快適水質項目および監視項目から成っている。表の各項目に記されている試験法は必ずしも水道法による公定法ではないが，日本水道協会が策定した上水試験法[4]に準拠するようになっている。この試験法は，水道水に限らず，水環境全体に適用できるもので，試料の採取法，保存法，試験法およびデータの記述などを述べている。

第3章 水環境の試験

表3-1 水道水の水質基準

	基準項目（1〜31は健康関連項目，32〜51は性状関連項目）	
1	一般細菌	1mLの検水で形成される集落数が100以下であること。
2	大腸菌	検出されないこと。
3	カドミウムおよびその化合物	カドミウムの量に関して，0.003mg/L以下であること。
4	水銀およびその化合物	水銀の量に関して，0.0005mg/L以下であること。
5	セレンおよびその化合物	セレンの量に関して，0.01mg/L以下であること。
6	鉛およびその化合物	鉛の量に関して，0.01mg/L以下であること。
7	ヒ素およびその化合物	ヒ素の量に関して，0.01mg/L以下であること。
8	六価クロム化合物	六価クロムの量に関して，0.05mg/L以下であること。
9	亜硝酸態窒素	0.04mg/L以下であること。
10	シアン化物イオンおよび塩化シアン	シアンの量に関して，0.01mg/L以下であること。
11	硝酸態窒素および亜硝酸態窒素	10mg/L以下であること。
12	フッ素およびその化合物	フッ素の量に関して，0.8mg/L以下であること。
13	ホウ素およびその化合物	ホウ素の量に関して，1.0mg/L以下であること。
14	四塩化炭素	0.002mg/L以下であること。
15	1,4-ジオキサン	0.05mg/L以下であること。
16	シス-1,2-ジクロロエチレン及びトランス-1,2-ジクロロエチレン	0.04mg/L以下であること。
17	ジクロロメタン	0.02mg/L以下であること。
18	テトラクロロエチレン	0.01mg/L以下であること。
19	トリクロロエチレン	0.01mg/L以下であること。
20	ベンゼン	0.01mg/L以下であること。
21	塩素酸	0.6mg/L以下であること。
22	クロロ酢酸	0.02mg/L以下であること。
23	クロロホルム	0.06mg/L以下であること。
24	ジクロロ酢酸	0.04mg/L以下であること。
25	ジブロモクロロメタン	0.1mg/L以下であること。
26	臭素酸	0.01mg/L以下であること。
27	総トリハロメタン（22,24,28,29の総和）	0.1mg/L以下であること。
28	トリクロロ酢酸	0.2mg/L以下であること。
29	ブロモジクロロメタン	0.03mg/L以下であること。
30	ブロモホルム	0.09mg/L以下であること。
31	ホルムアルデヒド	0.08mg/L以下であること。
32	亜鉛およびその化合物	亜鉛の量に関して，1.0mg/L以下であること。
33	アルミニウムおよびその化合物	アルミニウムの量に関して，0.2mg/L以下であること。
34	鉄およびその化合物	鉄の量に関して，0.3mg/L以下であること。
35	銅およびその化合物	銅の量に関して，1.0mg/L以下であること。
36	ナトリウムおよびその化合物	ナトリウムの量に関して，200mg/L以下であること。
37	マンガンおよびその化合物	マンガンの量に関して，0.05mg/L以下であること。
38	塩化物イオン	200mg/L以下であること。
39	カルシウム，マグネシウム等（硬度）	300mg/L以下であること。
40	蒸発残留物	500mg/L以下であること。
41	陰イオン界面活性剤	0.2mg/L以下であること。
42	ジェオスミン	0.00001mg/L以下であること。
43	2-メチルイソボルネオール	0.00001mg/L以下であること。
44	非イオン界面活性剤	0.02mg/L以下であること。
45	フェノール類	フェノールの量に換算して，0.005mg/L以下であること。
46	有機物等（TOC）	3mg/L以下であること。
47	pH値	5.8以上8.6以下であること。
48	味	異常でないこと。
49	臭気	異常でないこと。
50	色度	5度以下であること。
51	濁度	2度以下であること。

（平成26年厚生労働省令15号，施行：平成26年4月1日）

I. 試料の採取および保存法

	水質管理目標設定項目		区分	おもな使われ方
1	アンチモンおよびその化合物	0.02mg/L以下	無機物	活字，ベアリング，電極，半導体材料
2	ウランおよびその化合物	0.002mg/L以下（暫定）	・重金属	原子力発電用核燃料
3	ニッケルおよびその化合物	0.02mg/L以下		合金，メッキ，バッテリー
4	1,2-ジクロロエタン	0.004mg/L以下	一般	塩化ビニル原料
5	トルエン	0.4mg/L以下	有機物	香料，火薬，ベンゼン原料
6	フタル酸ジ(2-エチルヘキシル)	0.1mg/L以下		化粧品，印刷物などの溶剤
7	亜塩素酸	0.6mg/L以下	消毒副生成物	漂白剤
8	二酸化塩素	0.6mg/L以下	消毒剤	セルロース，紙パルプの漂白剤
9	ジクロロアセトニトリル	0.01mg/L以下（暫定）	消毒副生成物	
10	抱水クロラール	0.02mg/L以下（暫定）		
11	農薬類	1以下	農薬	殺虫剤，除草剤，殺菌剤
12	残留塩素	1mg/L以下	臭気	
13	カルシウム，マグネシウム等（硬度）	10mg/L以上 100mg/L以下	味	基準項目に示す。
14	マンガンおよびその化合物	0.01mg/L以下	着色	基準項目に示す。
15	遊離炭酸	20mg/L以下	味	
16	1,1,1-トリクロロエタン	0.3mg/L以下	臭気	脱脂剤，エアゾール
17	メチル-t-ブチルエーテル（MTBE）	0.02mg/L以下	臭気	オクタン価向上剤，アンチノック剤，溶剤
18	有機物等（過マンガン酸カリウム消費量）	3mg/L以下	味	
19	臭気強度（TON）	3以下	臭気	
20	蒸発残留物	30mg/L以上 200mg/L以下	味	
21	濁度	1度以下	基礎的性状	
22	pH値	7.5程度		
23	腐食性（ランゲリア指数）	−1程度以上とし，極力0に近づける	腐食	
24	従属栄養細菌	1mLの検水で形成される集落数が2,000以下（暫定）	水道施設の健全性の指標	
25	1,1-ジクロロエチレン	0.1mg/L以下	一般有機物	半導体材料
26	アルミニウム及びその化合物	0.1mg/L以下	着色	

用途	規制値	目標等	備考
水道給水栓	遊離残留塩素0.1mg/L以上 結合残留塩素0.4mg/L以上	遊離残留塩素1mg/L以下が望ましい	
	遊離残留塩素0.2mg/L以上 結合残留塩素1.5mg/L以上	遊離残留塩素1mg/L以下が望ましい	病原生物に汚染されるおそれのある場合など
遊泳用プール	遊離残留塩素濃度0.4mg/L以上	1mg/L以下が望ましい	
循環式浴槽	遊離残留塩素0.2〜0.4mg/L以上	1mg/Lを越えないように努める	
学校給食給食施設 大量調理施設	遊離残留塩素0.1mg/L以上	—	調理開始前及び調理終了後に検査（貯水槽がある場合や水道水以外の水を使用する場合）

（厚生労働省）

1. 試料の採取および保存法

(1) 器　具

① 試料の採取容器　容量 1～2 L の清浄な栓付き硬質ガラスびんまたはポリエチレン製容器を使用する。理化学試験試料として精密な試験が求められる場合には，容器から重金属の溶出を防ぐために，希釈した硝酸を入れて一夜放置し，水[*1](蒸留水またはイオン交換水)でよく洗浄した容器を用いる。

② 採取容器　環境水（河川，湖沼，井戸水など）の採水は，ポリエチレン性柄杓（ひしゃく）やハイロート型採水器（図3-1）を用いる[*2]。付着物が試料に混入する恐れがある場合，アルカリ性 $KMnO_4$，塩酸または合成洗剤でよく洗浄した後，さらに水でよく洗ったものを用いる。

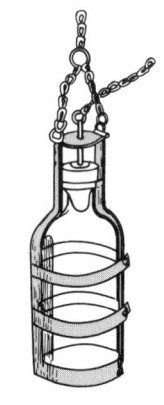

図 3-1
ハイロート型採水器

(2) 試料採取

① 水道水　蛇口を開栓後，放水した後の水道水で，採取容器を十分洗い，採水する。

② 環境水　採取器を試料水で十分洗浄してから採取し，採取容器を試料水で十分洗い，採水する。

③ その他　例外的に試験項目や目的によって固有の採取法がある。

(3) 保　存

　試験は，原則として試料採取後直ちに行う。直ちに試験ができない場合は，試料を冷暗所に保存するが，凍結しないようにする。その後，できるだけ早く試験する。試験項目によって，保存することが全くできないものや固有の保存処理をしなければならないものがある。表3-2に採取容器,，保存有効期間，採取量を示す。

---

*1　蒸留水は水をステンレスまたは石英製蒸留装置などを用いて蒸留して得られる脱塩・精製水。イオン交換水はイオン交換樹脂カラムを通して電気伝導率を著しく小さくした水。

*2　任意の深度で原状態が変化しないように採水でき，また運搬にも便利な採水容器。種々の形式が考案されている。

表3-2 試料の採取および保存期間（一部）

項　目	注)	採取容器	容器の洗浄方法	保存有効期間	採取量
温　度					
外　観		ガラスびん			
濁　度	基	ガラスびんまたはポリエチレンびん	精製水	採水当日	100mL
透視度		〃	〃	直ちに(現場)	
透明度		〃	〃	〃	
色　度	基	ガラスびんまたはポリエチレンびん	〃	採水当日	100mL
臭　気	基	ガラスびん	〃	〃	200mL
味	基	〃	〃	〃	100mL
pH値	基	ガラスびんまたはポリエチレンびん	〃	〃	100mL
過マンガン酸カリウム消費量	基	〃	〃	採水翌日まで	100mL
化学的酸素要求量(COD)		〃	〃	〃	100mL
溶存酸素(DO)		フランびん	〃	直ちに(現場) 固定して5～6時間以内	200mL[1]
生物化学的酸素要求量(BOD)		〃	〃	採水当日	300mL
アンモニア性窒素		ガラスびんまたはポリエチレンびん	〃	採水当日まで	250mL[2]
亜硝酸性窒素		〃	〃	〃	10mL
硝酸性窒素		〃	〃	〃	200mL
硝酸性窒素および亜硝酸性窒素	基	〃	〃	〃	98mL
総窒素(全窒素)		〃	〃	1週間以内	50mL
溶性ケイ酸		ポリエチレンびん	〃	1か月以内	50mL
硫化物		ガラスびんまたはポリエチレンびん	〃	採水翌日まで	25mL[3]
残留塩素	快	ガラスびん	〃	直ちに(現場)	100mL
塩素要求量		ガラスびんまたはポリエチレンびん	〃	採水当日	2000mL
カドミウム	基	〃	〃	〃	200mL[4]

94　第3章　水環境の試験

表3-2　（続き）

項　　目	採取容器	容器の洗浄方法	保存有効期間	採取量
ス　ズ	ガラスびんまたはポリエチレンびん	精製水	採水当日	100mL[5]
アンチモン	監　〃	〃	〃	100mL[6]
フェノール類	基　〃	精製水およびアセトン	採水翌日まで	500mL[7]
陰イオン界面活性剤	基　〃	精製水	〃	100mL
非イオン界面活性剤	ガラスびん	〃	〃	1000mL

添加薬品の種類と量
(1) 硫酸第一マンガン溶液2mL，アルカリ性ヨウ化カリウム・アジ化ナトリウム溶液 3mL/250mLを添加する。
(2) 塩酸でpH 2にする。
(3) 水酸化ナトリウム溶液でpH 12にする。
(4) 硝酸 10mL/Lを添加する。
(5) 硝酸 10mL/Lを添加する。
(6) 硝酸 10mL/L，水素化物発生法では塩酸 2mL/Lを添加する。
(7) 残留塩素はアスコルビン酸ナトリウム 0.01～0.02gで除去。リン酸でpH 2にする。
注）　基…基準項目　　快…快適水質項目　　監…監視項目

2. 試験結果の表示

　　水質の試験結果は，原水，浄水，飲料水などについて法令に基づき試験し，通常，決められた書式に従って記載するようになっている。

2.1　浄水水質検査結果書

　浄水の水質試験結果書の一例を図3-2に示す。試験項目のすべてが基準に合格する場合は，「水質基準に適合する」と判定し，1項目以上が基準に不合格の場合には，「○○○について適合しない」と判定する。

2. 試験結果の表示

浄水水質検査結果書

採　水　年　月　日	年　　　月　　　日	
採　水　地　点		
採　水　者	（所　　属）	
水　　　　　温	亜　　　　　　鉛	
一　般　細　菌	鉄	
大　腸　菌　類	銅	
カ　ド　ミ　ウ　ム	ナ　ト　リ　ウ　ム	
水　　　　　銀	マ　ン　ガ　ン	
セ　　レ　　ン	塩　化　物　イ　オ　ン	
鉛	カルシウム，マグネシウム等（硬度）	
ヒ　　　　　素	蒸　発　残　留　物	
六　価　ク　ロ　ム	陰イオン界面活性剤	
シ　　ア　　ン	1,1,1-トリクロロエタン	
硝酸性窒素および亜硝酸性窒素	フ　ェ　ノ　ー　ル　類	
フ　　ッ　　素	有機物等（過マンガン酸カリウム消費量）	
四　塩　化　炭　素	pH値	
1,2-ジ　ク　ロ　ロ　エ　タ　ン	味	
1,1-ジ　ク　ロ　ロ　エ　タ　ン	臭　　　　　　気	
ジ　ク　ロ　ロ　エ　タ　ン	色　　　　　　度	
シス-1,2-ジクロロエチレン	濁　　　　　　度	
テトラクロロエチレン		
1,1,2-トリクロロエタン	残　留　塩　素	
トリクロロエタン		
ベ　ン　ゼ　ン		
ク　ロ　ロ　ホ　ル　ム		
ジブロモクロロメタン		
ブロモジクロロメタン		
ブ　ロ　モ　ホ　ル　ム		
総トリハロメタン		
1,3-ジクロロプロペン		
シ　マ　ジ　ン	判　定	
チ　ウ　ラ　ム		
チオベンカルブ		
検　査　期　日	年　月　日　～　年　月　日	
検　査　機　関		
検　査　責　任　者		

図3-2　浄水の水質検査結果書の一例

3. 理化学試験

理化学試験は，一般性状として温度，外観，濁度，透視度，色度，臭気，pH，無機・有機化合物を取り上げる。後述の生物学的試験では，一般細菌と大腸菌および生物由来の有機物の生物化学的酸素要求量（BOD）の定量試験について取り上げる。

3.1 一般性状試験

一般性状試験の項目は，水温，外観，濁度，色度，透視度，臭気，pHである。これらの試験項目の中には，前時代的と思われるヒトの五感による官能試験で行うものもある。分析機器の発達している現在でも味覚，臭いの判定などでは，ヒトの感覚にはるかに及ばない。

（1）温　度

気温，水温は採水時に測定する。一般に，地表水の水温は気温の影響を受けやすく，地下水は安定している。湖沼や貯留水は日間で対流するので，これらを考慮する必要がある。簡易専用水道の水温は，水槽の設置場所，設置条件により変動するので，採水条件等明記する必要がある。

① **器具および装置**　1) ガラス製棒状温度計：0.5度目盛りの50℃または100℃温度計。

　2) ペッテンコーヘルの水温計：図3-3のように水の入る容器がついた温度計で，0.5度目盛りの50℃または100℃温度計。

　3) サーミスタ温度計：熱電対を利用した温度計。

② **操　作**　気温はガラス製棒状温度計を用いる。採水場所では直射日光や強い輻射熱を避け，風通しのよいところの地上1.2～1.5mの位置に保ち，3～5分間後の目盛りを読み取る。

　　ガラス製棒状温度計を用いる場合，水温は現場の水に直接差し入れるか，採水直後の試料に差し入れ，3～5分間後，浸没したままの状態で目盛りを読

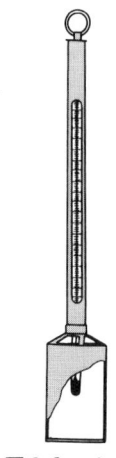

図3-3　ペッテンコーヘル水温計

み取る。ペッテンコーヘル水温計は，金属筒内に試料を3回以上入れ替えた後，試料を満たし，3～5分間後の目盛りを読み取る。サーミスタ温度計は，温度検出部を測定する水中に保ち，指示部の指針が安定したときの指示値を読み取る。

(2) **外　　観**

外観とは，文字どおり試料の色調，濁り，浮遊物および沈殿物の有無・様相を観察することである。河川水や湖沼は，外観を観察することにより，汚濁や富栄養化の程度を知ることができる。

① **器　具**　　無色の 300～500 mL 容量のガラスビーカー。
② **操　作**　　試料の外観は，ある期間保存すると，温度，日光，振動その他の要因で変化することがあるので，試験はサンプリング直後に行わなければならない。試料をガラスビーカーに取り，直ちに肉眼で色調，濁り，浮遊物および懸濁物などの有無とその他異常がないかを調べ，特徴をなるべく具体的に記述する。

(3) **濁　　度**

濁度は水の濁りの程度を表すものである。濁りは，水に溶解しない土砂その他浮遊物質や溶存物質の化学変化により析出した粒子の分散などにより生じる。濁度の表示は視覚濁度や透過光濁度などに区分され，表示単位は水 1 L 中に標準カオリン 1 mg を懸濁させたときの状態を濁度 1 度（または 1 mg/L）とする。

次に視覚濁度について述べる。

① **原　理**　　この方法は，水中を透過する光が分散粒子によって散乱光を生じ，直進する透過光が減少することを利用するものである。分散粒子は種々雑多であるが，カオリンを分散粒子の標準液とし，これと比較して測定するものである。
② **試　薬**　　1) 濁度標準原液(1000度(カオリン))：標準カオリンを105～110℃で約3時間乾燥し，デシケーター中で放冷した後，その 1.000 g をメスフラスコ 1 L にとり，水 800 mL とホルマリン（約37%）10 mL を加え，さらに水を加えて1Lとする。

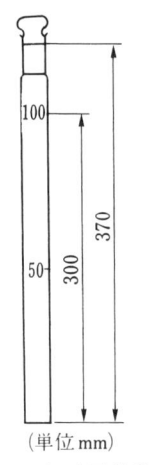

図3-4　濁度用比色管

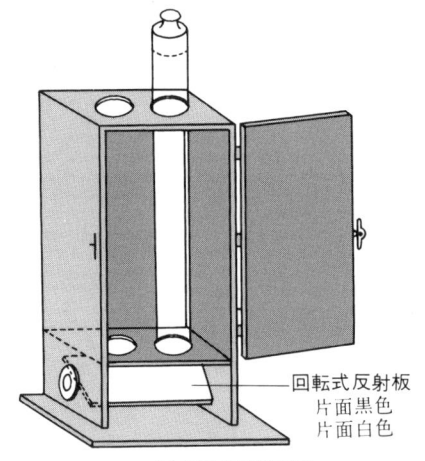

図3-5　透視比濁用暗箱

2）濁度標準液（100度（カオリン））：濁度標準原液（1000度（カオリン））をよく振り混ぜながらホールピペットを用いて，その100 mLをメスフラスコ1 Lにとり，水を加えて1 Lとする。

③ **器　具**　1）濁度用比色管（図3-4）：全長約37cmの底面を磨いた共栓平底試験管で，底部から30cmの位置に内容量100mLの標線をつけたもの。

2）透視比濁用暗箱（図3-5）：2個の濁度用比色管が装着でき，内面を黒色にした暗箱で，ふたを閉じて下から電灯を照らし，上部から比色管底部をのぞいて比濁できるようにしたもの。

④ **操　作**　検水の適量を濁度用比色管に取る。別に，濁度標準液（100度（カオリン））を十分混ぜてから，0〜10 mLを数個の濁度用比色管にとり，それぞれ水を加えて100 mLとし，栓をしてよく混ぜ，透視比濁用暗箱に入れる。検水の濁りを標準液の濁りと比較して，該当する濁度標準液（100度（カオリン））の量（mL）を求め，次式によって濁度を計算する。

$$濁度（度（カオリン））= a \times \frac{1000}{v} \times 0.1$$

a：該当する濁度標準液（100度（カオリン））の量（mL）
v：検水の量（mL）

（4）透 視 度

透視度は湖沼，貯水池などの透明の程度を表すもので，試料採取現場で測定する。透視度計（図3-6）に試料を入れ，上部から透視し，底部においた標識板の二重十字が初めて明らかに識別できたときの水面の高さを測り，10 mmを1度として表す。

① 器 具　1）透視度計：図3-6に示す。標識板上側から50 mmの高さまでは5 mm間隔に，50 mm以上は10 mm間隔に目盛りを付けた下口付きのシリンダーと，内面を黒く塗装した支持台で構成される。

2）標識板：図3-7のように，白板上に幅0.5 mmの黒線2本を1 mmの間隔で平行に描き，さらに同じ2本の黒線を直交するように描いたもので，観察用標識として透視度計の底に敷く。

② 操 作　1）よく振り混ぜた検水を透視度計に満たし，上部から底部を透視し，標識板の二重十字が初めて明らかに識別できるまで下口から検水を速やかに流失させ，このときの水面の目盛りを読み取る。

2）1）の操作を2，3回繰り返し，読み取った目盛りを平均し，透視度として度で表す。この時の光源は，原則として昼光とし，直射日光は避ける。

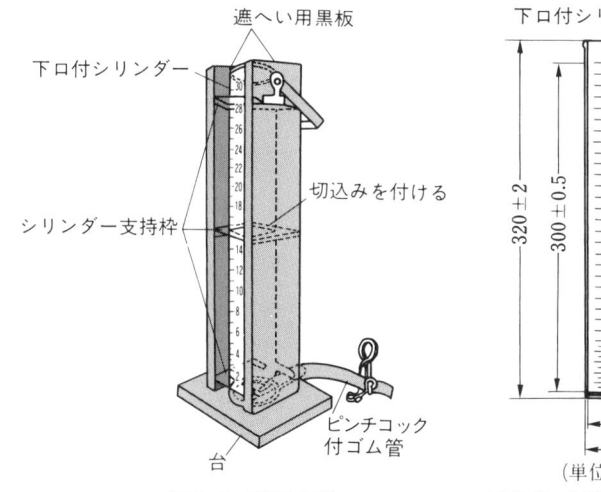

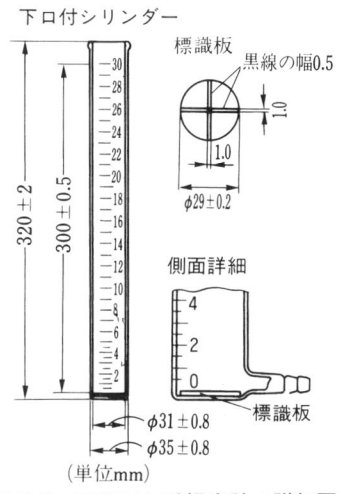

図3-6　透視度計　　　図3-7　標識板と透視度計の詳細図

(5) 色　度

　水は，溶解している物質やコロイド性物質によって色をなしており，その度合いを数値によって表そうとするものが色度である。色度とは，水中に含まれるこれら不純物による着色の程度を表すものである。単位は，白金 1 mg およびコバルト 0.5 mg を含む色度標準溶液を，水 1 L 中に溶かした場合の色相を色度 1 度として表現する。

① **試　薬**　1) 色度標準原液（1mg Pt/mL, 0.5mg Co/mL）：塩化白金酸カリウム（K_2PtCl_6）2.49 g および塩化コバルト(II)六水和物（$CoCl_2\cdot 6H_2O$）2.01 g をメスフラスコ 1 L にとり，塩酸（約35w/v%）200 mL で溶かし，水を標線まで加える。褐色びんに保存する。この原液の色度は，1000度である。

　2) 色度標準液（0.1mg Pt/mL, 0.05mg Co/mL）：色度標準原液（1mg Pt/mL, 0.5mg Co/mL）100 mL をメスフラスコ 1 L にとり，水を加えて 1 L とする。この溶液は，使用時に調製する。

② **器　具**　1) 濁度用比色管：（濁度試験を参照）

　2) 透視比濁用暗箱：（濁度試験を参照）

③ **操　作**　検水[*1]の適量を 100 mL 用濁度用比色管にとる。別に，色度標準液を 0～20 mL 段階的にとり，それぞれの濁度用比色管に入れ，水を加えて 100 mL とし，栓をしてよく振り混ぜて透視比濁用暗箱に入れて上部から透視する。

　検水の色相を比較液の色相と比較して，該当する色度標準液の体積（mL）を求め，次の式から色度を算出する。

$$色度（度）= a \times \frac{1000}{v} \times 0.1$$

　　　　a：該当する色度標準液の量（mL）
　　　　v：検水の量（mL）

[*1] 検水が濁っている場合は，3000 rpm で20分間遠心分離するか，ろ紙 5 種 C または孔径 1 μm 以下のろ過材でろ過し，濁りを取り除く。

(6) 臭気および臭気強度 (TON*¹)

臭気の試験は，臭気と臭気強度とに区別される。水の臭気は，藻類の繁殖，工場廃水，化学薬品の混入または給水施設のタンクや配管に係わる事故，微生物の増殖など種々の原因によって起こる。水の塩素殺菌処理によって起こるカルキ臭など人為的な臭気もある。

試験は，採水後，直ちに行う。直ちにできない場合には，よく洗浄したガラス容器に気泡が入らないように採取し，密栓して冷暗所に保存し，できるだけ早く試験を行う。

〈臭　　気〉

検水を40〜50℃に温めて，官能検査によって，臭気の有無と種類を調べる。

① 器　具　　共栓三角フラスコ：300mL
② 操　作　　検水200mLを共栓三角フラスコ300mLに取り，栓をして約40〜50℃に温める。フラスコを揺り動かしながら栓をとり，直ちに臭気の有無と種類と程度を調べ，表3-3にならい，概略の理解ができるように表す。

表3-3　臭気の分類と種類

分　　類	種　　　　　類
(1) 芳香性臭気	メロン臭，スミレ臭，キュウリ臭，芳香族臭など
(2) 植物性臭気	藻臭，青草臭，木材臭，海草臭など
(3) 土・カビ臭	土臭，沼沢臭，カビ臭など
(4) 魚介臭	魚臭，肝油臭，ハマグリ臭など
(5) 薬品性臭気	フェノール臭，タール臭，油臭，パラフィン臭，塩素臭，硫化水素臭，クロロフェノール臭，薬局臭，薬品臭など
(6) 金属性臭気	かなけ臭，金属臭など
(7) 腐敗性臭気	ちゅうかい臭，下水臭，豚小屋臭，腐敗臭など
(8) 不快臭	魚臭，豚小屋臭，腐敗臭などが強烈になった不快な臭気

（JIS K 0102-1993より）

*1　TON (threshold odor number の略号) は，臭気閾値の希釈倍数のことで，いい換えると明らかに臭気を感じるときの希釈の倍数値である。

〈臭気強度 (TON)〉

臭気の強さを表すもので，約40℃に保った無臭味水[*1]に試料を加え，明らかに臭気を感じる時の希釈の倍数値で表す。嗅覚には個人差があるので同一試料について少なくても5人以上で試験する。

① 試　薬　　無臭味水：無臭味水製造装置(図3-8)に水を活性炭1L当たり毎分100～200mLの割合で通して得る。

② 器具および装置　　1) 無臭味水製造装置：ガラスびんの底に砂利を敷き，粒状活性炭2～5Lを詰め，ガラスウールで覆い，2本のガラス管を通したゴム栓でふたをした装置(図3-8)。

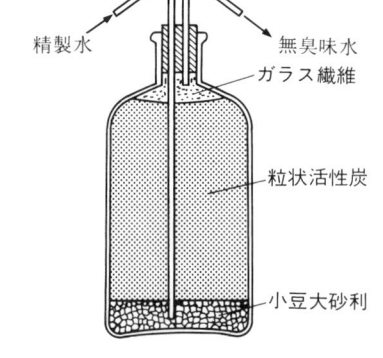

2) 足長ビュレット：50 mL

3) 共栓三角フラスコ：300 mL

4) 恒温水槽：40～50℃を維持できるもの。

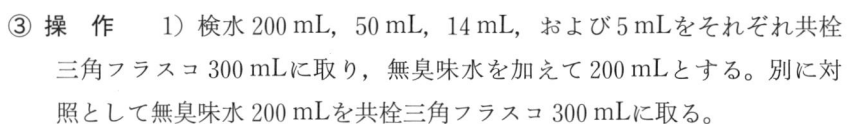

図3-8　無臭味水製造装置

③ 操　作　　1) 検水200 mL，50 mL，14 mL，および5 mLをそれぞれ共栓三角フラスコ300 mLに取り，無臭味水を加えて200 mLとする。別に対照として無臭味水200 mLを共栓三角フラスコ300 mLに取る。

2) すべてを水浴上で40～50℃に温めた後，対照水を振り混ぜ，開栓と同時に発生する臭いを嗅ぐ。

3) 次に，検水の量の少ない方から2) と同様に操作し，臭いが感じられる最小の検水の量 (mL) を求める。

4) 3) で求めた検水の量から試験に

表3-4　試験に用いる検水の量 (mL)

検水の量	200	50	14	5.0
試験に用いる検水の量	200	50	14	5.0
	130	40	11	3.3
	100	29	9.1	2.2
	67	20	6.7	1.3
	50	14	5.0	1.0

[*1] 臭気のない水で，その作り方は，図3-8の無臭味水製造装置に蒸留水またはイオン交換水を通して得られる。

(JISK 0102-1993より)

用いる検水の量を表3-4の縦系列に示す数字(mL)として求める。
5) 4)で求めた検水の各量をそれぞれ別の共栓三角フラスコ300mLにとり,これを試験水とする。
6) 2),3)と同様に操作して,臭いを感知できる最少検水の量(mL)を求め,次の式によって臭気強度(TON)を算出する。

$$\mathrm{TON} = \frac{200}{v}$$

v:希釈に用いた検水の量(mL)

(7) pH

水は,溶存する種々の塩類,鉱酸や有機酸などによって水素イオン濃度が変化する。pH(水素イオン指数)は,水溶液中の水素イオン濃度の逆数を常用対数の数値で表したものである。したがって,pHは下水や工場排水などの混入による水質の変化の指標となる。

〈ガラス電極法〉

① 原 理　ガラス電極を用いたpH計は,検出部,増幅部および指示部から構成される。検水中にガラス電極と比較電極[*1]を入れ,両極間に生じる電位差からpH標準液を基準pH値として,指示部に表示されるものである。

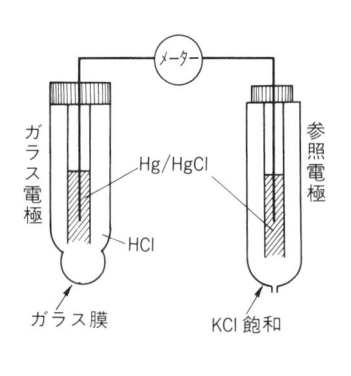

図3-9　ガラス電極概念図

表3-5　調製pH標準液の温度とpH値

温度 ℃	pH値		
	フタル酸塩	中性リン酸塩	ホウ酸塩
0	4.01	6.98	9.46
5	4.01	6.95	9.39
10	4.00	6.92	9.33
15	4.00	6.90	9.27
20	4.00	6.88	9.22
25	4.01	6.86	9.18
30	4.01	6.85	9.14
35	4.02	6.84	9.10
40	4.03	6.84	9.07

*1　ガラス電極,比較電極および温度補償電極を一体化した一本電極もある。

② 試　薬　　代表的なpH標準液を表3-5に示す。pH計の校正に用いる。

1) フタル酸塩pH標準液（pH 4.01（25℃））：あらかじめ，フタル酸水素カリウム（$K_2C_8H_4O_4$）を120℃で1時間加熱し，デシケーター中で放冷した後，その10.21gを少量の水に溶かし，メスフラスコ1Lに移し入れ水を標線まで加える。

　　これを共栓硬質ガラスびんかポリエチレンびんに入れて保存する。

2) 中性リン酸塩pH標準液（pH 6.86（25℃））：あらかじめ，リン酸二水素カリウム（KH_2PO_4）およびリン酸水素二ナトリウム（Na_2HPO_4）を150℃で約5時間加熱し，デシケーター中で放冷した後，リン酸二水素カリウム3.4gとリン酸水素二ナトリウム3.55gとを少量の水に溶かし，メスフラスコ1Lに移し入れ，水を標線まで加える。

　　これを共栓硬質ガラスびんかポリエチレンびんに入れて保存する。

3) ホウ酸塩pH標準液（pH 9.18（25℃））：四ホウ酸ナトリウム十水和物（$Na_2B_4O_7・10H_2O$）をメノウ乳鉢ですりつぶし，臭化ナトリウム（NaBr）の過飽和溶液を入れたデシケーター中に放置して恒量とした後，その3.81gを少量の炭酸を含まない水[*1]に溶かし，メスフラスコ1Lに移し入れ，炭酸を含まない水を標線まで加える。

　　これを共栓硬質ガラスびんかポリエチレンびんに入れて保存する。

③ 装　置　　pH計

④ 操　作　　電極を3回水洗し，水滴をきれいな紙か脱脂綿などで拭った後，ゼロ校正をする。ゼロ校正は，電極を中性リン酸塩pH標準液（pH 6.86（25℃））に浸して，pHを表3-5から，液の温度に

[*1] この水の作り方：水をフラスコに入れ，約5分間沸騰させて溶存気体および炭酸を除いた後，ガス洗浄びんに水酸化カリウム溶液（250g/L）を入れ，ガラス管およびゴム管で連結し，空気中の二酸化炭素を遮断し，放冷して得られる（図3-10）。

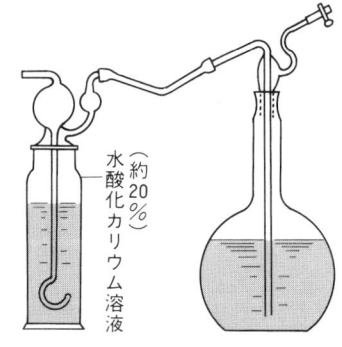

図3-10　無炭酸精製水貯蔵方法

対応するpH値を示すようにゼロ調整ダイヤルを調節して校正する。

次にスパン校正を行う。スパン校正は，検水のpH値が7以下の場合には，フタル酸塩pH標準液（pH 4.01（25℃））、検水のpH値が7を超える場合には，ホウ酸塩pH標準液（pH 9.18（25℃））を用い，スパン調整ダイヤルを調節して，温度に対応するpH値に合わせる。

再度，ゼロ校正とスパン校正の操作を繰り返し，pH値の指示値がpH標準液の温度に対応するpH値に±0.05で一致するまでこの操作を繰り返す。

電極を引き上げ，3回水洗し，水滴をきれいな紙か脱脂綿などで拭った後，検水に入れる。指示値が安定したところでpH値を読み取る。この操作を3回繰り返し，その3回の測定値が±0.1で一致した測定値を平均し，検水のpH値とする。

3.2 溶存物質

水は，多くの物質を溶解する特異的な性質をもつ溶媒であることから，生活のあらゆる場で利用される。利用の終わった水は，有害な物質やその他雑多なものを溶かしたまま排水される。ゆえに安全で快適な生活が維持できるよう排水や環境水および水道水などの水質基準が設けられ，効率的な試験方法が規定され活用されている。

ここでは，水質基準の化学物質のうち，基本的で重要と思われるものについて記述する。

（1）亜硝酸窒素

亜硝酸窒素とは，亜硝酸塩をその量に対応する窒素量で表したものである。水中の亜硝酸窒素は，土壌中あるいは生活廃水中のタンパク質のような有機性窒素化合物が化学的あるいは生物学的に分解され，それが水に混入する場合や，地下深部で硝酸塩が還元されて生じ，水に混入する場合もある。

亜硝酸塩の人への影響は，これが何らかの方法で摂取されるとメトヘモグロビン血症を起こすことが指摘されており，発ガン性物質のニトロソアミンの生成に関係があるともいわれている。

〈ナフチルエチレンジアミン吸光光度法〉

① 原　理　　この方法は，亜硝酸イオンが酸性下においてスルファニルアミドとジアゾ化体を生成し，次いで，N-(1-ナフチル)エチレンジアミンと反応して安定な赤色のアゾ色素を生成するので，これを定量するものである。

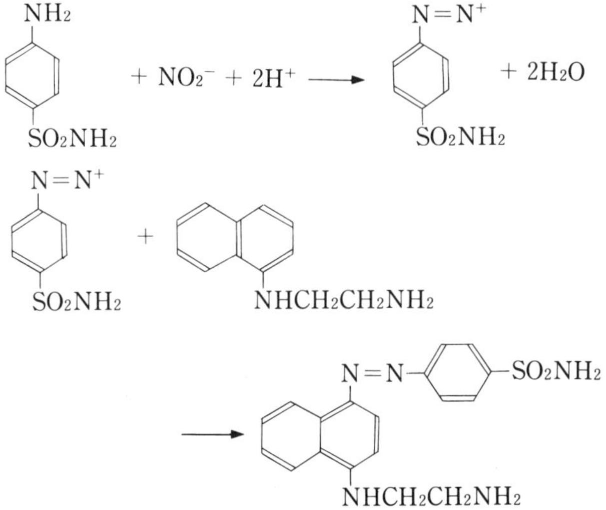

[反応式図]

〈吸光光度法〉

① 原　理　　図3-11のように厚み ℓ のセルに，化合物が溶解している溶液を入れて一端からその化合物が最大吸収を示す波長の単色光束を入射するとき，強度 I_0 の入射光はセルを通過する際化合物に一部吸収されて透過し，透過した光束は強度 I になる。このときの I_0 と I の比を透過率（T）という。

$$T = \frac{I}{I_0}$$

化合物の濃度，液層の厚さ，入射光束および透過光束の関係は，ランバート・ベールの法則から次のようになる。

$$I = I_0 \times 10^{-\varepsilon c \ell}$$

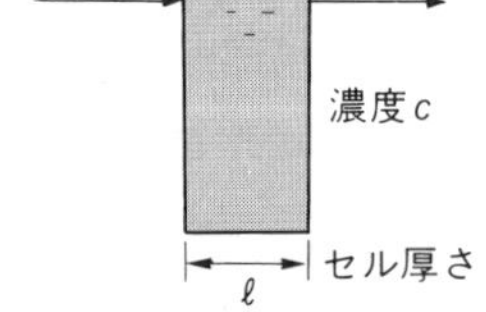

図3-11　溶液による光の吸収

ここで，ε は比例定数で吸光率とよび，特に c が1モル濃度（1 mol/L）で，ℓ が1 cm のときモル吸光係数という。この式を透過率で表し，両辺の常用対数をとり整理すると，

$$\log T = \log 10^{-\varepsilon c \ell}$$

$$-\log T = \log \frac{1}{T} = \varepsilon c \ell$$

この $-\log T$ （$=\log 1/T$）を吸光度（A）とよぶ。上式は，$A = \varepsilon c \ell$ となる。セルの厚み ℓ を，常に1 cm にしておけば，$A = \varepsilon c$ となる。すなわち，吸光度は濃度に比例することがわかる。

この定量法は，あらかじめ，ある化合物の濃度既知の溶液について発色操作を行い，それぞれの吸光度を測定して濃度（質量）と吸光度の関係線（検量線）を作成し，未知試料についても同様に操作して吸光度を測定し，検量線から濃度（質量）を求める方法である。

② **試　薬**　1) 亜硝酸窒素標準原液（0.1mg N/mL）：亜硝酸ナトリウム（$NaNO_2$）を105～110℃で4時間加熱する。デシケーター中で放冷し，その0.493 g を精秤し，水に溶かしてメスフラスコ1 L に入れ，水を標線まで加える。

2) 亜硝酸窒素標準液（0.002mg N/mL）：亜硝酸窒素標準原液（0.1mg N/mL）2mL をメスフラスコ100mL にとり，水を加えて100mL とする。使用時に調製する。

3) スルファニルアミド溶液（1w/v%）：4-アミノベンゼンスルホンアミド（$H_2NC_6H_4SO_2NH_2$）2 g を塩酸（約35w/v%）60 mL と水約 80 mL の混合溶液に溶かし，水を加えて 200 mL とする。

4) N-(1-ナフチル)エチレンジアミン・二塩酸塩溶液(0.1w/v%)：N-(1-ナフチル)エチレンジアミン・二塩酸塩（$C_{10}H_7NHCH_2CH_2NH_2 \cdot 2HCl$）0.1 g を溶かして100mL とする。この溶液は褐色びんに入れて保存する。調製後1週間以内に使用する。

③ **機　器**　分光光度計：図3-12のように，光源部，分光部，試料室部，測

図3-12 分光光度計(概略図)

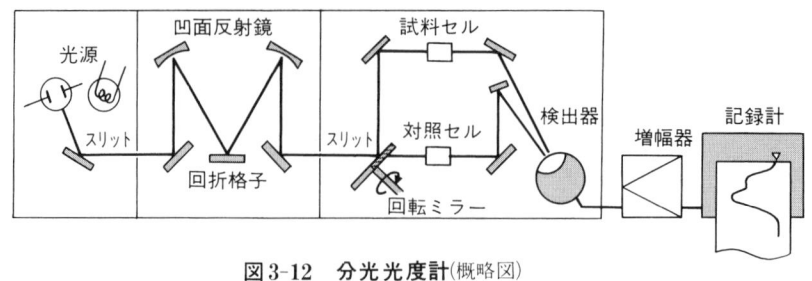

光部より構成される。
1) 光源：重水素放電管が170～400nmの連続スペクトルを放射するので紫外部の光源として，またタングステンランプが320nm以上の可視部～近赤外部にわたる連続スペクトルを放つので可視部の光源として用いられる。
2) 分光部：連続スペクトルから単色光を選択するためにモノクロメーターを用いる。モノクロメーターは，プリズムや回折格子などで光を分散させる部分とこれを取り出すスリットの部分から成る。
3) 試料室部：試料液と対照液を入れるセル，およびこれらを固定するセルホルダーを納め，迷光が入らないようにしてある。
4) 測光部は光の強さを測定する。これには光電管，光電子増倍管，光電池，光伝導セルまたはホトダイオードなどを用いる。

④ 操　作　検水の適量を正確にとり，共栓試験管25 mLに入れ，スルファニルアミド溶液（1w/v%）1 mLを加えて振り混ぜ5分間静置する。次に，N-(1-ナフチル)エチレンジアミン・二塩酸塩溶液（0.1w/v%）1 mLに水を加えて25 mLとし，よく振り混ぜ20分間静置して試験液とする。別に空試験として，水について検水と同様に操作し空試験液とする。
　それぞれの液を吸収セルに入れてセルホルダーに固定し，セルホルダーを分光光度計の試料室部に納め，対照に空試験液を用い，測定波長540 nmにおける吸光度を測定する。

◎亜硝酸窒素の検量線
　亜硝酸窒素標準液（0.002mg N/mL）2～20mLを段階的にとり，それぞ

れ共栓試験管25 mLに入れる。検水と同様に操作し，対照に空試験液を用い，波長540nmにおける吸光度を測定する。亜硝酸窒素の量と吸光度の関係線を作成する。
⑤ **結 果** 検水の吸光度から検量線で亜硝酸窒素の量を求め，次の式によって検水中の亜硝酸窒素の濃度を計算する。

$$亜硝酸窒素濃度（mg\ NO_2\text{-}N/L）= a \times \frac{1000}{v}$$

a：亜硝酸窒素の検量線からの読み取り値（mg NO$_2$-N）

v：検水の量（mL）

（2）硝酸窒素および亜硝酸窒素

硝酸窒素および亜硝酸窒素とは，試料中に含まれる硝酸イオンNO$_3^-$と亜硝酸イオンNO$_2^-$の窒素量の合計をいう。硝酸イオンは生体に摂取されると，発がん性のある亜硝酸イオンに還元され，健康に影響を与えると考えられる。

〈カドミウム・銅カラム還元法〉

① **原 理** 本法は，硝酸イオンをカドミウム・銅カラムで還元して亜硝酸イオンとし，ナフチルエチレンジアミン吸光光度法で亜硝酸窒素と硝酸窒素の和として定量するものである。

② **試薬および器具** 1）カドミウム・銅カラム充塡剤：金属カドミウム（硝酸窒素還元用，粒径0.5〜2mm）約40gを三角フラスコ200 mLにとり，塩酸（1+5）約50 mLを加えて振り混ぜ，カドミウムの表面を洗浄し捨てる。この操作を2回行った後，水約100 mLで5回洗浄する。

カラム活性化液200 mLを加えて約24時間放置し，カドミウムの表面に銅の被膜を形成させる。このまま密栓して保存することができる。なお，この調製に代えて市販の充塡剤を用いてもよい。

2）塩化アンモニウム-アンモニア溶液（10 w/v%）：塩化アンモニウム100 gを水約700 mLに溶かし，濃アンモニア水50 mLを加える。これに水を加えて1Lとする。

3）カラム活性化液：水約700mLに水酸化ナトリウム溶液（80 g/L）70mLを

加え，EDTA 38 g，硫酸銅(II)五水和物 12.5 g を溶かす。水酸化ナトリウム溶液（80 g/L）を滴下してpH 7とした後，水を加えて 1 L とする。

4）スルファニルアミド溶液（1w/v%）：（亜硝酸窒素の項参照）

5）N-(1-ナフチル)エチレンジアミン・二塩酸塩溶液（0.1 w/v%）：（亜硝酸窒素の項参照）

6）カラム充填液：塩化アンモニウム-アンモニア溶液（10w/v%）を水で100倍に薄める。

7）硝酸窒素標準原液(0.1 mg N/mL)：硝酸カリウムをあらかじめ105～110℃で3時間乾燥しデシケーター中で放冷する。その 0.722 g をとり，水に溶かして全量を 1 L とする。0～10℃の暗所に保存する。

8）硝酸窒素標準液（0.002 mg N/mL）：硝酸窒素標準原液（0.1 mg N/mL）20mLをメスフラスコ 1 L にとり，水を標線まで加える。本溶液は使用の都度調製する。

③ **器具および装置**　　硝酸窒素還元用カラム[*1]は，図3-13のようなガラス製カラムの底部にガラスウールを詰め，カラム充填剤を満たした後，カドミウム・銅カラム充填剤を空気に触れないように流し入れる。

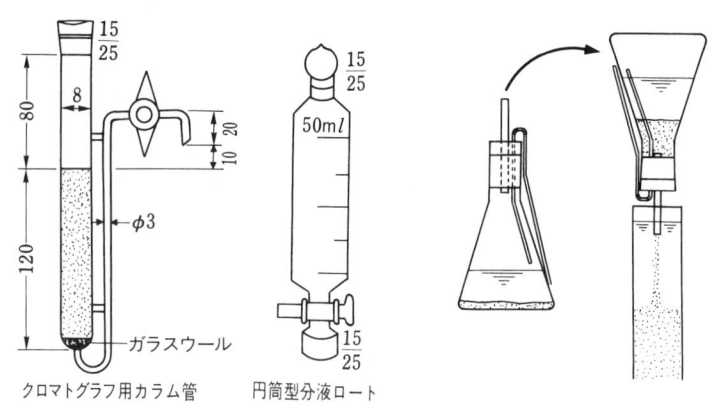

図 3-13　硝酸性窒素還元用カラム(単位mm)　　図 3-14　充填剤のカラム移行

[*1] 試料について15～20回使用するごとにカラム活性化液約20mLをカラムに流し，次にカラム充填液約100mLで洗浄すれば還元率の低下を防ぐことができる。

3. 理化学試験

カドミウム・銅カラムの充塡剤の入れ方は，カラム充塡液を適量入れた中にカドミウム・銅カラム充塡剤を入れ脱気し，図3-14のようなガラス管付きゴム栓を施し，逆さにしてカラム上部に差し込み，軽く叩きながら充塡剤をカラムに入れる。充塡剤の高さは約120mmにし，ガラスウールで押さえる。この時，カラム溶液の液面は充塡剤より上部になるようにする。

④ 操 作　1) 検水[*1]の適量（硝酸窒素と亜硝酸窒素の合計が0.002～0.02mg）を正確に取り，メスフラスコ100mLに入れ，塩化アンモニウム-アンモニア溶液（10w/v%）10mLと水を加えて100mLとする（還元用溶液）。

2) 還元用溶液を円筒形分液ロートに50mL入れて硝酸窒素還元用カラムに装着し，カラム内の液面が充塡剤よりわずかに上部になるように保ちながら約10 mL/minで流下させ，はじめの流出液約30 mLを捨てる。残りの還元用溶液を追加し，同様に流下させ，その後の30 mLをメスシリンダーに集める。

3) この流出液10 mLを共栓試験管25 mLに取り，亜硝酸窒素の項④操作（p. 108）と同様に行い，発色液の吸光度を水を対照に求める。別に，空試験として水について検水と同様に操作し，吸光度を補正する。補正した吸光度と検量線から亜硝酸窒素（b mg NO$_2$-N/L）を求め，次式によって試料中の硝酸窒素および亜硝酸窒素の総量を計算する。

$$\text{硝酸および亜硝酸窒素の総量 (mg NO}_2\text{-N/L)} = b \times \frac{1000}{v} \times \frac{100}{c}$$

　　b：亜硝酸窒素の検量線からの読み取り値（mg NO$_2$-N/L）
　　v：検水の量（mL）
　　c：発色に供した溶液量（mL）

[*1] 検水が濁っていればろ紙5種Cでろ過する。はじめの50mLは捨てる。着色している場合は，硫酸アルミニウム凝集沈殿法によって除去する。方法は，検水100mLにつき硫酸カリウムアルミニウム溶液（硫酸カリウムアルミニウム12水塩5gを水に溶かしたもの）2mLおよび水酸化ナトリウム（40 g/L）を数滴加えて，わずかに混ぜ，水酸化アルミニウムのフロックを生成させ，数分間放置し，透明な上澄液かろ液を得る。この場合，別に亜硝酸あるいは硝酸標準液を段階的にとり，同様に処理したもので検量線を作成して，定量に用いる。

硝酸窒素（mg NO$_3$-N/L）= A − B

　　A：硝酸窒素と亜硝酸窒素の合計（mg NO$_2$-N/L）
　　B：亜硝酸窒素（mg NO$_2$-N/L）

（3）塩化物イオン

　塩化物イオンは，水に溶けている塩化物中の塩素のことで自然水には常に多少の塩化物イオンが含まれている。これは地質の影響によるほか，海岸地方では海水の浸透，潮風にも由来する。しかし，下水，家庭廃水，工場廃水その他人為的要因の汚染でも増加するので，塩化物イオンの定量は汚染の指標として重要である。

〈硝酸第二水銀法〉

① **原　理**　　この方法は，検水のpHを2.5に調節し，ジフェニルカルバゾン（C$_6$H$_5$NHNHCON=NC$_6$H$_5$）を指示薬として，規定液の硝酸第二水銀で滴定し定量する。はじめは塩化物イオンと硝酸第二水銀が反応してHgCl$_2$を生じる。終点の判定は，過剰のHg^{2+}がジフェニルカルバゾンと反応して着色キレート化合物を作り，紫色を呈する反応に基づくものである。

$$Hg(NO_3)_2 + 2Cl^- \longrightarrow HgCl_2 + 2\,NO_3^-$$

② **試　薬**　　1) 硝酸(1+65)：濃硝酸(約16 mol/L)を水で65倍に希釈する。

2) 混合指示薬：ジフェニルカルバゾン0.50 g，ブロモフェノールブルー0.05 g，キシレンシアノールFF 0.12 gを，エタノール（95％）100mLに溶かし，褐色びんに入れ保存する。

3) 塩化ナトリウム標準液（0.5 mg Cl$^-$/mL）：塩化ナトリウムを600 ℃で1時間加熱乾燥し，デシケーター中で放冷する。塩化ナトリウム0.824 gをとり，少量の水に溶かしてメスフラスコ1 Lに入れ，水を標線まで加える。

4) 硝酸第二水銀溶液（7.05 m mol/L）：硝酸第二水銀（Hg(NO$_3$)$_2$）水和物を2.5 gとり，濃硝酸0.5 mLを含む水20 mLに溶かす。メスフラスコ1 Lに入れ，水で1 Lとする。褐色びんに保存する。

◎硝酸第二水銀溶液（7.05 m mol/L）のファクターの決定

　塩化ナトリウム標準液20mLを正確にビーカーにとり，水を加えて100 mLとする。混合指示薬5滴を加えて，溶液が青色から青緑色になるまで硝酸（1+65）を滴下し，さらに1 mL加えpHを約2.5にする。これを硝酸第二水銀溶液（7.05m mol/L）で滴定し，溶液の色が黄緑色から灰色を経て紫色になったときを終点とする。別に，水100mLについて空試験を行い，滴定値を補正する。次の式によって，硝酸第二水銀溶液（7.05 m mol/L）のファクターを計算する。

$$F = a \times \frac{20}{1000} \times \frac{1}{x \times 0.0004122}$$

　　　　F：硝酸第二水銀溶液（7.05 m mol/L）のファクター
　　　　a：塩化ナトリウム秤取量（g）
　　　　x：補正後の硝酸第二水銀溶液（7.05 m mol/L）滴定値（mL）

　検水[*1]の適量を正確にビーカーに取り，水を加えて100mLとする。混合指示薬5滴を加え，溶液が青色から青緑ないし黄緑色になるまで硝酸（1+65）を滴下した後，さらに1 mLを加える[*2]。別に水100mLを空試験として同様に操作する。硝酸第二水銀溶液（7.05 m mol/L）で滴定し，溶液が黄緑色から灰色を経て，紫色になったときを終点とする。

④ 計　算　　次の式によって試料の塩化物イオン濃度を計算する。

$$塩化物イオン濃度（\text{mg Cl}^-/\text{L}）= F \times (c - b) \times \frac{1000}{v} \times 0.5$$

　　　　F：硝酸第二水銀溶液（7.05 m mol/L）のファクター
　　　　c：硝酸第二水銀溶液（7.05 m mol/L）滴定値（mL）
　　　　b：空試験の滴定値（mL）
　　　　v：検水の量（mL）

＊1　検水に濁りがある場合には，ろ紙5種Cでろ過し，初めの50mLは捨て，次のろ液を用いる。また，亜硝酸イオンなど還元性物質が共存する場合には，過酸化水素水（1+1）を滴下し，かき混ぜて用いる。
＊2　酸性が強い場合には，水酸化ナトリウム（4 w/v%）でpHを約2.5に調節する。

(4) 有機性物質等（過マンガン酸カリウム消費量）

過マンガン酸カリウム消費量とは，水中の還元性物質によって消費される過マンガン酸カリウムの量のことであり，生活廃水，工場廃水，し尿などの有機性物質による汚染の状態を定量的に知ることができる。

しかし，過マンガン酸カリウムを消費する物質は，酸化されやすい有機性物質の他に，Fe^{2+}などの金属イオン，硫化物，亜硫酸イオン等の無機物もあり，また有機性物質の中には分子量や化学構造によって酸化される程度に差があるので注意を要する。

① 原　理　過マンガン酸カリウム（$KMnO_4$）は，酸性下で強い酸化力を発揮するので，検水は硫酸酸性にしておく。

　　検水に一定量の過マンガン酸カリウム溶液を加えて加熱すると，有機物(a)などは酸化され，他方，過マンガン酸カリウム(b)は還元される（消費される）。未反応の過マンガン酸カリウム(c)は，初めの一定量の過マンガン酸カリウムに相当する量のシュウ酸ナトリウム（$Na_2C_2O_4$）の一定量を加えて反応させる。

　　残ったシュウ酸ナトリウム(e)は，検水中の有機物を酸化した過マンガン酸カリウム(b)に相当するから，このシュウ酸ナトリウム(e)を過マンガン酸カリウム溶液(f)で滴定したときの滴定値は，検水中の有機物質の量に相当し，この滴定値から検水中の有機性物質の量が過マンガン酸カリウムの消費量(mg $KMnO_4$/L)として表される。

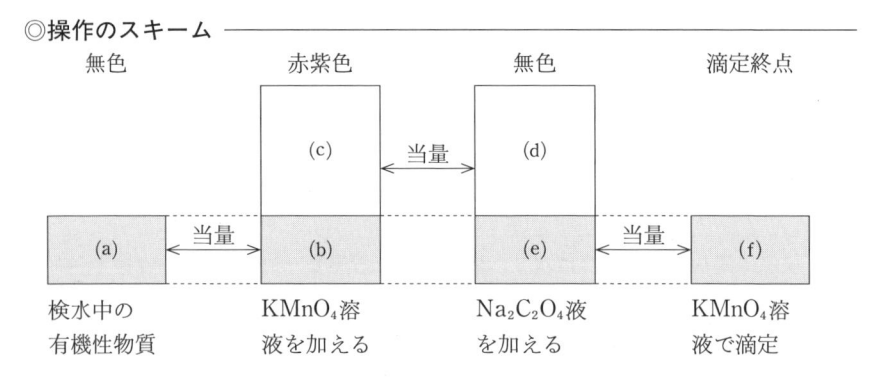

◎操作のスキーム

無色	赤紫色	無色	滴定終点
	(c) ←当量→ (d)		
(a) ←当量→ (b)		(e) ←当量→ (f)	
検水中の有機性物質	$KMnO_4$溶液を加える	$Na_2C_2O_4$液を加える	$KMnO_4$溶液で滴定

〔検水の酸化反応〕

$$MnO_4^- + 8H^+ + 5e^- \longrightarrow Mn^{2+} + 4H_2O$$
$$3Mn^{2+} + 2MnO_4^- + 2H_2O \longrightarrow 5MnO_2 + 4H^+$$

〔滴定時の反応〕

$$2MnO_4^- + 5C_2O_4^{2-} + 16H^+ \longrightarrow 2Mn^{2+} + 10CO_2 + 8H_2O$$
$$MnO_2 + C_2O_4^{2-} + 4H^+ \longrightarrow Mn^{2+} + 2CO_2 + 2H_2O$$
$$5C_2O_4^{2-} + 2MnO_4^- + 16H^+ \longrightarrow 2Mn^{2+} + 10CO_2 + 8H_2O$$

② **試　薬**　1) 硫酸 (1+2)：水2容中に硫酸1容を静かにかき混ぜながら加え，次いで温かいうちに，過マンガン酸カリウム溶液 (2 m mol/L) を微紅色を呈するまで滴下する。

2) 硝酸銀溶液 (20 w/v%)：硝酸銀20 gを水に溶かして100 mLとする。褐色びんに入れて保存する。

3) シュウ酸ナトリウム溶液 (5 m mol/L)：200℃で約1時間，加熱乾燥し，デシケーター中で放冷する。シュウ酸ナトリウム0.67～0.70 gを1 mgの桁まで秤りとり，水に溶かしてメスフラスコ1 Lに入れ，標線まで水を加える。この溶液は褐色びんに保存する。

4) 過マンガン酸カリウム溶液 (2 m mol/L)：過マンガン酸カリウム0.30～0.32 gを三角フラスコ2 Lにとり，水約1050 mLを加えて約1時間静かに煮沸し，一夜静置する。上澄液をガラスろ過器 (3 G 4) でろ過し，褐色びん中に保存する。

◎過マンガン酸カリウム溶液 **(2 m mol/L)** のファクターの決定

　水100 mLを三角フラスコ300 mLにとり，硫酸 (1+2) 5 mL，硝酸銀溶液 (20w/v%) 5 mLを加える。シュウ酸ナトリウム溶液 (5 m mol/L) を正確に10 mL加え，5分間煮沸後加熱を止め，直ちに褐色ビュレットを用いて，過マンガン酸カリウム溶液 (2 m mol/L) で滴定する。

　終点は，溶液が微紅色を帯び，これが30秒間消えないことを確認するところである。

過マンガン酸カリウム溶液（2 m mol/L）のファクターは次の式で算出する。

$$F = \frac{10}{1000} \times a \times \frac{1}{x \times 0.00067}$$

　　F：過マンガン酸カリウム溶液（2 m mol/L）のファクター
　　a：シュウ酸ナトリウムの秤取量（g）
　　x：過マンガン酸カリウム溶液（2 m mol/L）の滴定値（mL）

③ **器　具**　水浴：検水を入れたとき，沸騰状態を保つことができる能力のあるもの。

④ **操　作**　検水の適量を正確にとり，三角フラスコ 300 mL に入れ，水を加えて 100 mL とする。振り混ぜながら硝酸銀溶液（20w/v%）5 mL と硫酸（1+2）5 mL を加え，過マンガン酸カリウム溶液（2 m mol/L）10 mL を加え振り混ぜ，直ちに沸騰水浴中に入れ，30分間加熱する[*1]。

30分経過後水浴から取り出し，シュウ酸ナトリウム溶液（5 m mol/L）を正確に加え，60℃以上に保ち過マンガン酸カリウム溶液（2 m mol/L）で滴定する。終点は，溶液が微紅色を呈し約30秒保つまでとする。

空試験として，別に水100 mL を同様の操作で求める。

過マンガン酸カリウム消費量は，次の式で計算する。

　　　　過マンガン酸カリウム消費量（mg/L）

$$= (c - b) \times \frac{0.316}{v} \times F \times 1000$$

　　c：滴定に要した過マンガン酸カリウム溶液（2 m mol/L）の量（mL）
　　b：空試験の滴定値（mL）
　　F：過マンガン酸カリウム溶液（2 m mol/L）のファクター
　　v：検水の量（mL）

[*1] この時，フラスコ内の検水の液面は水浴中の水面下で，かつ三角フラスコが水浴の底に直接触れないように保つ。

(5) 硬　　度

　硬度とは，水中のカルシウムイオンおよびマグネシウムイオン量を，これに対応する炭酸カルシウム（$CaCO_3$）量に置き換えて表したもので，地質の成分が溶解したり，海水，工場廃水，下水などが混入することに起因するものである。

　硬度には，総硬度，一時硬度（炭酸硬度），永久硬度（非炭酸硬度），カルシウム硬度およびマグネシウム硬度の5種類があり，一般に硬度という時は総硬度をさす。

　一時硬度は，Ca^{2+}およびMg^{2+}が重炭酸塩（$Ca(HCO_3)_2$，$Mg(HCO_3)_2$）の形である時をいい，これは煮沸によってCO_2を放出してCa^{2+}が$CaCO_3$になり，Mg^{2+}は初め$MgCO_3$になり，さらに加水分解を受け，難溶性の$Mg(OH)_2$になって沈殿する。

　永久硬度は炭酸塩以外の硫酸塩，硝酸塩，塩化物などの可溶性塩となり，煮沸しても沈殿しない硬度をさす。

　カルシウム硬度は水中のCa^{2+}の総量によって示される硬度をいい，マグネシム硬度はMg^{2+}の総量によって示される硬度をいう。

　硬度が高い水を硬水といい，この水は日常生活に不都合を与えるところが多い。例えば，飲用すると胃腸を害し，調理において煮炊きに用いれば食味を悪化させるなどある。

◎EDTAによるキレート滴定法

① **原　理**　　キレート滴定法は2種類のキレート剤を用い，一方が滴定溶液として，他方が金属指示薬として滴定の終点の識別に利用される。前者がエチレンジアミンテトラ酢酸二ナトリウム（EDTA），後者がエリオクロムブラックT（EBT）である。塩基性（アルカリ性）下でEBTは，pH10付近で青色を呈するが，Ca^{2+}，Mg^{2+}などの金属イオ

EDTA（キレート化合物）

ンが存在する時，金属と反応してキレート化合物を生成し，赤色を呈する。この水溶液にEDTAを加えるとEDTAの方がEBTよりもCa^{2+}，Mg^{2+}に対するキレート化合物の生成能が高いため，Ca^{2+}，Mg^{2+}は，EDTAと反応し，無色のキレート化合物をつくる。EBTは金属から解き放たれ，EBT独自の青色に変化するので滴定の終点として定量する。

$$\left[\begin{array}{c} O_3S \cdots OH \\ \cdots N=N \cdots OH \\ O_2N \end{array} \right]^{-} + M^{2+} \quad (M：MgまたはCa)$$

EBT

$$\longrightarrow \left[\begin{array}{c} O_3S \cdots O-M-O \\ \cdots N=N \cdots \\ O_2N \end{array} \right]^{-} + 2H^{+}$$

赤色錯体

〈総硬度〉

② **試　薬**　1）マグネシウム標準液（0.01mol/L）：酸化マグネシウム（MgO）を700℃で30分間強熱し，デシケーター中で放冷した後，0.403gを量り取り，ビーカーで水約10mL，塩酸（1+1）10mLに溶かす。これを塩酸臭がなくなるまで湯浴上で蒸発させ，残留分をメスフラスコ1Lに水で洗い入れ，標線まで水を加える。

2）アンモニア緩衝液：塩化アンモニウム（NH_4Cl）67.5gをビーカー1Lにとり，水300mLに溶かした後，アンモニア水（28w/v%）570mLを加え，次に水で1Lにする。

3）EBT指示薬(0.5w/v%)：エリオクロムブラックT（$C_{20}H_{12}O_7N_3SNa$）0.5gと塩酸ヒドロキシルアミン（$NH_2OH・HCl$）4.5gをエタノール(95v/v%)

100 mLに溶かし，褐色びんに入れて冷暗所に保存する（有効期間約1月）。

4）EDTA溶液（0.01mol/L）：エチレンジアミンテトラ酢酸二ナトリウム（$C_{10}H_{14}N_2Na_2O_8 \cdot 2H_2O$）を80℃で5時間乾燥し，デシケーター中で放冷する。この3.7～3.8gをとり，少量の水で溶かしてから水で1Lにする。

◎**EDTA溶液（0.01mol/L）のファクターの決定**

三角フラスコ200 mLにマグネシウム標準液（0.01mol/L）を正確に10 mLとり，水を加えて100mLとし，アンモニア緩衝液を2 mL，EBT指示薬（0.5w/v%）を2～3滴加える。EDTA溶液（0.01mol/L）で赤味が消えて青色になるまで滴定する。

EDTA溶液（0.01mol/L）のファクターは，次の式から求める。

$$F = \frac{10}{1000} \times a \times \frac{1}{x \times 0.000403}$$

F：EDTA溶液（0.01mol/L）のファクター

a：酸化マグネシウムの量（g）

x：EDTA溶液（0.01mol/L）の滴定値（mL）

5）塩酸ヒドロキシルアミン（10w/v%）：塩酸ヒドロキシルアミン10gを水に溶かして100 mLとする。

6）シアン化カリウム（10w/v%）：シアン化カリウム10gを水に溶かして100 mLとし，ポリエチレンびんに保存する。

③ **操　作**　検水を正確に量り取り，三角フラスコ200 mLに入れ，水を加えて100mLとし，シアン化カリウム[*1]（10w/v%）0.5mL，アンモニア緩衝液2 mL，塩酸ヒドロキシルアミン（10w/v%）1 mL[*2]およびEBT指示薬（0.5w/v%）2～3滴を加えた後，EDTA溶液（0.01mol/L）で滴定し，終点が青色を呈する滴定値を求める。

次の計算式によって総硬度を計算する。

[*1] この試薬は，Cu^{2+}，Co^{2+}，Ni^{2+}，その他の金属イオンと反応して錯化合物を生成するので，ここではキレート滴定の妨害になる金属を抑えるマスキング剤として用いる。妨害物質が含まれていないときは使用しなくてよい。

[*2] 鉄はFe^{2+}でないとマスクされないので還元剤を加える。

$$総硬度\ (\mathrm{mg\ CaCO_3/L}) = b \times F \times \frac{1000}{v} \times 1.001$$

b：EDTA溶液（0.01mol/L）の滴定値（mL）

F：EDTA溶液（0.01mol/L）のファクター

v：検水の量（mL）

〈永久硬度（非炭酸硬度）〉

① 原　理　　炭酸水素塩として溶解しているCa^{2+}とMg^{2+}は煮沸することによって，$CaCO_3$や$Mg(OH)_2$の不溶性の塩を形成し沈殿する。これはろ別し取り除く。残りの溶解しているCa^{2+}とMg^{2+}を定量し，炭酸カルシウムとして得られる硬度が永久硬度（非炭酸硬度）である。

② 試　薬　　総硬度と同じものを用いる。

③ 操　作　　検水100 mLを三角フラスコ300 mLにとり，約30分間煮沸する。冷却後，ろ紙5種Cでろ過する。ろ紙は水で洗浄し，ろ液と洗液を合わせ，水を加えて100 mLとする。以下総硬度の操作（119ページ）に従い，終点はEDTA溶液（0.01mol/L）が青色になったときとし滴定値を得る。永久硬度（非炭酸硬度）を次の式によって求める。

$$永久（非炭酸）硬度\ (\mathrm{mg\ CaCO_3/L}) = c \times F \times \frac{1000}{v} \times 1.001$$

c：EDTA溶液（0.01mol/L）の滴定値（mL）

F：EDTA溶液（0.01mol/L）のファクター

v：検水の量（mL）

〈一時硬度（炭酸硬度）〉

一時硬度（炭酸硬度）は，総硬度と永久硬度（非炭酸硬度）の差から求める。

一時（炭酸）硬度（mg $CaCO_3$/L）
　　＝総硬度－永久（非炭酸）硬度

（6）残留塩素

残留塩素とは，塩素が水に溶けて生成する次亜塩素酸とクロラミンをいい，前者を遊離残留塩素，後者を結合残留塩素，両者を合わせて残留塩素という。

3．理化学試験

分子状の塩素は反応性が高く，水と反応して(1)式のように次亜塩素酸と塩化物イオンを生じ，また次亜塩素酸は(2)式のように解離し，次亜塩素酸イオンになる。これらの関係は水のpHと温度によって決まり，水中の塩素は，分子状（Cl_2），次亜塩素酸（HOCl），次亜塩素酸イオン（OCl^-）の3形態をとる。これらを遊離残留塩素という。

$$Cl_2 + H_2O \longrightarrow H^+ + Cl^- + HOCl \quad \cdots\cdots(1)$$
$$HOCl \longrightarrow H^+ + OCl^- \quad \cdots\cdots(2)$$
$$NH_3 + HOCl \longrightarrow NH_2Cl + H_2O \quad \cdots\cdots(3)$$
$$NH_2Cl + HOCl \longrightarrow NHCl_2 + H_2O \quad \cdots\cdots(4)$$
$$NHCl_2 + HOCl \longrightarrow NCl_3 + H_2O \quad \cdots\cdots(5)$$

一方，アンモニア，アミン類などの水素化窒素化合物が存在すると，次亜塩素酸はさらに反応して，(3)式以下のクロラミンを生成する。クロラミンを結合残留塩素といい，これらの殺菌力は遊離残留塩素よりはるかに弱く，トリクロラミンにはほとんど殺菌力がない。その他のクロラミンが遊離残留塩素と同じ殺菌速度を得るには，濃度比で数十倍を要するといわれる。

＜ジエチル-p-フェニレンジアミン法＞

① **原　理**　ジエチル-p-フェニレンジアミン（DPD）試薬は，酸化されて赤色のセミキノンを生成し，反応は，ほとんど定量的に起こる。また，この試薬は中性下で遊離残留塩素とただちに反応するが，結合残留塩素との反応が遅いので，吸光度などの測定を速やかに行うことで，遊離残留塩素の測定値が得られる。さらに反応時間を延ばせば結合残留塩素とも反応するので，ここで得られる測定値が，残留塩素となる。

$$H_2N-\bigcirc-N(C_2H_5)_2 \xrightarrow[-H^+]{-2e} HN=\bigcirc=N^+\begin{cases}C_2H_5\\C_2H_5\end{cases}$$

　　　　DPD　　　　　　　　　　赤色物質（セミキノン）

　　注）$-2e$（マイナス2e）　$-H^+$（マイナスH^+）

② **試　薬**　1）DPD粉末試薬：N,N-ジエチル-p-フェニレンジアミン硫酸塩0.1gを無水Na_2SO_4 9.9gと混ぜ，湿気を避け，冷暗所に保存する。着色し

たら新たに調製する。
   2）リン酸塩緩衝液：0.2mol/L KH$_2$PO$_4$溶液50mL，0.2mol/L NaOH溶液15.2mLの割合で，pH6.5に調整した液100mLにCyDTA（1,2-シクロヘキサンジアミン四酢酸）0.1gを溶解する。
   3）標準比色液調製用KMnO$_4$溶液：KMnO$_4$ 0.891gを水に溶かし，全量を1,000mLとする。これを原液とし，褐色瓶に保存し，用時に0.25，0.50，0.75，1.00mL正確にとって，それぞれに水を加えて1000mLとした溶液は，塩素溶液0.25，0.50，0.75，1.00mg/Lに相当する。
③ 器　具：比色管　栓付き中型試験管
   　　　　　分光光度計　吸光度測定用（106ページ参照）
④ 操　作　1）遊離残留塩素：比色管にリン酸塩緩衝液0.5mLをとり，DPD粉末試薬約0.2gを加え混和する。これに検水10mLを加えて混和し，速やかに510nmの吸光度を測定し，検量線から遊離残留塩素mg/Lを求める（B）。
   2）残留残素：上記の遊離残留塩素の操作と同様に検水10mLを加えて混合し発色した液にKI約0.1gを加えて溶かし，約2分間放置後，510nmの吸光度を測定し，検量線から残留塩素mg/Lを求める（A）。
   3）検量線の作成：数本の比色管にリン酸塩緩衝液0.5mLをとり，DPD粉末試薬約0.2gを加え混合する。これに各濃度の標準比色液（KMnO$_4$溶液）10mLを加えて混和し，速やかに510nmの吸光度を測定して，グラフ上に検量線を作成する。

（7）鉄

水中の鉄は，第一鉄イオンFe^{2+}と第二鉄イオンFe^{3+}に区別することができ，重炭酸塩となっている場合が多い。その他硫酸鉄，塩化鉄，あるいは稀に有機化合物となっていることもある。その成因は地質によることが多いが，鉄製の水道管，鉱山廃水，工場廃水等の混入によることが考えられる。
鉄が水に混入すると赤水と称される異常な着色，混濁がみられ，不快な臭いを発するようになる。

鉄は，無酸素状態ではFe^{2+}として重炭酸第一鉄（$Fe(HCO_3)_2$）の形で存在し，酸素が豊富なところではFe^{3+}に酸化され，酸化第二鉄（Fe_2O_3）の形になって赤色化する。

また，地質が原因で金属鉄微粒子として分散して存在することもある。

水中の鉄は溶解性鉄としてFe^{2+}，Fe^{3+}，および不溶解性鉄として分散鉄や酸化鉄などに分類され，合計したものを全鉄とよんでいる。

＜オルトフェナントロリン吸光光度法＞

① 原　理　水中に存在する鉄イオンは，溶解性の鉄で第一鉄イオンFe^{2+}と第二鉄イオンFe^{3+}に分けられるが，溶存鉄として両者を合わせたもので定量する。

　Fe^{2+}は，微酸性溶液中で塩酸ヒドロキシルアミンとo-フェナントロリンを加えた後，酢酸アンモニウムを加えてpHを調節し，生成する錯化合物の赤橙色を比色定量する。

　Fe^{3+}は，塩酸ヒドロキシルアミンでFe^{2+}に還元されるので，Fe^{2+}同様に定量することができる。

$$Fe^{2+} + 3 \left[\begin{array}{c} o\text{-フェナントロリン} \end{array} \right] \longrightarrow \left[Fe(\text{phen})_3 \right]^{2+}$$

o-フェナントロリン

② 試　薬　1）塩酸ヒドロキシルアミン溶液（10 w/v%）：塩酸ヒドロキシルアミン（$NH_2OH \cdot HCl$）10 gを水に溶かして100 mLとする。

2）オルトフェナントロリン溶液（0.1 w/v%）：o-フェナントロリン塩酸塩（$C_{12}H_8N_2 \cdot HCl \cdot H_2O$）0.12 gを水に溶かして100 mLとする。褐色びんに入れて冷暗所に保存し，変色したものは使用しない。

3) 酢酸アンモニウム溶液（50w/v%）：酢酸アンモニウム（CH_3COONH_4）50 gを水に溶かして 100 mLとする。

4) 鉄標準液（0.01 mg Fe/mL）：硫酸第一鉄アンモニウム六水和物（$FeSO_4(NH_4)_2SO_4 \cdot 6H_2O$）7.0216gを量り取り，塩酸（1+1）30 mL中に入れて溶解し，メスフラスコ1Lに入れ，標線まで水を加えて保存鉄標準液とする。使用の際，保存鉄標準液を正確に100倍に希釈して鉄標準液とする。

③ 装　置　　分光光度計：78ページ参照

④ 操　作　　検水の適量（通常100mL）を正確にビーカーに取り，塩酸（1+1）3 mLを加えて約50 mLになるまで加熱濃縮する。冷却後，共栓試験管100 mLに移し，塩酸ヒドロキシルアミン溶液(10w/v%) 1 mLを加えて振り混ぜる。

次に，オルトフェナントロリン溶液（0.1w/v%）5 mLを加えて振り混ぜ，酢酸アンモニウム溶液（50w/v%）10mLを加えて振り混ぜる。水を加えて100mLとした後，30分間静置し，波長510 nmの吸光度を求める。

空試験として，水について同様の操作を行って吸光度を測定し，検水の吸光度を補正する。

〈鉄の検量線〉

別に，数個の共栓試験管100 mLに鉄標準液2～50 mLを段階的にとり，塩酸（1+1）3 mLを加えた後，水を加えて50 mLとし，塩酸ヒドロキシルアミン溶液（10w/v%）1 mLを加えて振り混ぜる。

次に，オルトフェナントロリン溶液（0.1w/v%）5 mLを加えて振り混ぜ，酢酸アンモニウム溶液（50w/v%）10 mLを加えて振り混ぜる。水を加えて100 mLとした後，30分間静置し，波長510 nmの吸光度をそれぞれ求め，空試験の吸光度で補正し，鉄量と吸光度の関係線（検量線）を作成する。

⑤ 結　果　　鉄の濃度は，検量線から求めた鉄のmg数から次の式で計算できる。

$$溶存鉄濃度 (mg Fe/L) = a \times \frac{1000}{v}$$

a：検量線から求めた鉄の量（mg）

v：検水量（mL）

(8) フェノール類

　フェノール類とは，フェノールと各種フェノール誘導体の総称である。フェノールは工業原料として有用なため，いろいろな用途に活用される。主な用途は，消毒剤，防腐剤としてフェノールそのものを使用したり，工業的には，医薬品，合成繊維などの製造に使用されている。フェノールを活用する各種製造工場にあって，意図的に，また不測の事故などで廃水とともに水源に排出されることが考えられる。フェノール類の水源汚染はヒトへ重大な影響を及ぼすものと考えられるので，水道水の水質基準項目中に取り挙げられている。

　試料の取り扱いは，水とアセトンで洗浄して乾燥させたガラスびんに泡立てないようにして満水に採取し，栓をする。フェノールはフェノール分解菌によって分解しやすく，酸化性物質，還元性物質，アルカリなどから作用を受けやすいので，試験は採取後直ちに行う。直ちに行えない場合には，規定の保存法[*1]で保存し，できるだけ早く試験する。

<4-アミノアンチピリンによる吸光光度法>

① **原　理**　　4-アミノアンチピリンは，アルカリ性で酸化剤の存在下で，フェノールやo-クレゾールとm-クレゾールと反応して，黄赤色を呈するアンチピリン色素を生成する。アンチピリン色素は最大吸収波長を，クロロホ

---

*1　試料にリン酸 (1+9) を加えてpHを約4にし，硫酸銅 (II) 五水和物を試料1L当たり1g加えて振り混ぜ，0～10℃の暗所に保存する。

ルム溶液で460 nm，水溶液で510 nmにもつ化合物である。

② **試 薬**　1) 硫酸銅溶液：硫酸銅(II)五水和物（$CuSO_4 \cdot 5H_2O$）10 gを水に溶かして100 mLとする。

2) メチルオレンジ指示薬（1 w/v%）：メチルオレンジ（$C_{14}H_{14}N_3SO_3Na$）0.1 gを水に溶かして100 mLとし，褐色びんに保存する。

3) リン酸（1+9）：リン酸1容と水9容を混ぜて調製する。

4) アンモニア緩衝液（pH 10）：塩化アンモニウム67.5 gをアンモニア水570 mLに溶かし，水を加えて1 Lとする。

5) 4-アミノアンチピリン溶液（2 w/v%）：4-アミノアンチピリン（$C_{11}H_{13}ON_3$）2 gを水に溶かして100 mLとする。本溶液は，使用の都度調製する。

6) フェリシアン化カリウム溶液（2 w/v%）：フェリシアン化カリウム（$K_3Fe(CN)_6$）の結晶2 gを水に溶かして100 mLとする。本溶液は，使用の都度調製する。

7) 臭素酸カリウム溶液（0.166 mol/L）：臭素酸カリウム（$KBrO_3$）と臭化カリウム（KBr）を100℃で乾燥しデシケーター中で放冷後，臭素酸カリウム0.278 g，臭化カリウム1 gを水に溶かして100 mLとする。

8) チオ硫酸ナトリウム溶液（0.1 mol/L）：チオ硫酸ナトリウム五水和物（$Na_2S_2O_4 \cdot 5H_2O$）26 gと炭酸ナトリウム（Na_2CO_3）0.2 gを水に溶かして1 Lとする。2日間放置後，使用する。標定は使用の都度行う。

◎**チオ硫酸ナトリウム溶液（0.1 mol/L）の標定**

　　ヨウ素酸カリウムを130℃で約2時間加熱しデシケーター中で放冷する。その約0.72 gを1 mgの桁まで量り取り，少量の水に溶かしメスフラスコ200 mLに移し入れ，標線まで水を加える。この20 mLを共栓三角フラスコ200 mLに取り，ヨウ化カリウム1 gと硫酸（1+5）5 mLを加え，密栓して静かに混ぜ暗所に約5分間放置する。

　　水を約100 mL加えた後，遊離したヨウ素をデンプン溶液（1 w/v%）を1 mL加えてチオ硫酸ナトリウム溶液（0.1 mol/L）で滴定し，青色が消えたところを終点とする。

空試験として，水100mLについて同様の操作を行い補正に用いる。チオ硫酸ナトリウム溶液（0.1mol/L）のファクターの計算は，次の式で算出する。

$$F = a \times \frac{20}{200} \times \frac{1}{x \times 0.003567}$$

F：チオ硫酸ナトリウム溶液(0.1mol/L)のファクター
a：ヨウ素酸カリウムの秤取量（g）
x：補正後のチオ硫酸ナトリウム溶液（0.1mol/L）の滴定値（mL）

9) デンプン溶液（1 w/v%）：デンプン（溶性）1gを水10mLと混ぜ，熱水90mL中にかき混ぜながら加え，約1分間煮沸し放冷する。本溶液は使用の都度調製する。

10) フェノール標準原液：フェノール1gを水に溶かして1Lとする。この溶液は，褐色びんに入れ，冷暗所に保存する。

◎フェノール標準原液の標定

フェノール標準原液を正確に50mL取り，共栓三角フラスコ200mLに入れ水を加えて100mLとする。これに臭素酸カリウム溶液（0.166 mol/L）50mLと塩酸（35w/v%）5mLを加え，栓をして静かに振り混ぜ，褐色の臭素が遊離した後10分間静置する。

次にヨウ化カリウム1gを加え，遊離したヨウ素をチオ硫酸ナトリウム溶液（0.1mol/L）で滴定し，溶液の黄色が薄くなってからデンプン溶液（1 w/v%）を1mL加えて，青色が消えたところを終点とする。

空試験として，水100mLに臭素酸カリウム溶液（0.166mol/L）25mLを加え，以下同様の操作を行い，空試験値として補正に用いる。

次式によってフェノール標準液1L中のフェノールの量（mg）を算出する。

$$P = \frac{2b-c}{50} \times F \times 1.569$$

P：フェノール標準原液1L中のフェノールの量
　　(mg C_6H_5OH/L)

b：空試験値（mL）

c：フェノール標準液50 mLに対するチオ硫酸ナトリウム溶液（0.1mol/L）の滴定値（mL）

F：チオ硫酸ナトリウム溶液（0.1mol/L）のファクター

11) フェノール標準液：フェノール標準原液10mLを正確に取り，メスフラスコ1Lに入れ，水を標線まで加えて振り混ぜる。さらに，これを正確に10mLとり，メスフラスコ1Lに入れ，標線まで水を加えて振り混ぜる。この溶液のフェノールの濃度は，$P/1000$（mg C_6H_5OH/L）である。この溶液は，使用時に調製する。

③ **器具および装置**　　分光光度計：107ページ参照

④ **操　作**

〈前処置〉

検水250mL（フェノールとして0.0025〜0.05mg）を数個の沸石を入れた水蒸気蒸留フラスコ500mLにとり，メチルオレンジ指示薬（0.1w/v%）を数滴加える。検水が紅色を呈するまでリン酸（1＋9）を加えてpH4にした後，硫酸銅溶液2.5mLを加えて水蒸気蒸留装置に取り付け，受器にメスシリンダー（有栓）250mLを付け蒸留する。

留出液が約220 mLになれば加熱を中止し，蒸留フラスコの液が沸騰しなくなるのをまって，蒸留フラスコに水30 mLを加えて再び蒸留し，全留出液を250 mLとして試験液とする。

〈発色操作〉

試験液が冷めた後，この適量を正確にとり，メスシリンダー（有栓）100 mLに入れ，水を加えて100 mLとし，アンモニア緩衝液（pH10）3 mLを加えて振り混ぜる。これに4-アミノアンチピリン溶液（2 w/v%）2 mLを加えて振り混ぜ，フェリシアン化カリウム溶液（2 w/v%）2 mLを加えて，十

分混和した後，3分間静置する。これを吸収セルに移す。
　別に，空試験として水100 mLについて同様に操作して，対照液とし，波長510nmの吸光度を測定する。

〈フェノール類の検量線〉
　フェノール標準液2～50mLを段階的にメスシリンダー（有栓）100mLに取り，水を加えて100 mLとする。試験液と同様に操作を行い，フェノール量と吸光度の関係線を作成する。

⑤　結　果　　試験液の吸光度を測定し検量線でフェノール量を読み取り，検水中のフェノール類の濃度を次の式から求める。

$$\text{フェノール類濃度（mg C}_6\text{H}_5\text{OH/L)} = d \times \frac{1000}{v} \times \frac{250}{e}$$

　　　　　d：試験液の吸光度から検量線で読んだフェノール量(mg)
　　　　　v：検水の採取量（mL）
　　　　　e：発色に共した試験液の量（mL）

（9）陰イオン界面活性剤

　洗剤は，その主成分とする界面活性剤から大別して，石けんと合成洗剤に区別する場合と，脂肪酸系洗剤と非脂肪酸系洗剤に区別する場合の2つの分け方がある。
　石けんは，カルボキシル基のような親水基とアルキル基のような親油基を有するもので，高級脂肪酸塩を主成分とするものである。
　一方，合成洗剤は，主成分が高級脂肪酸塩以外，すなわち非脂肪酸系の界面活性剤で，例えば，直鎖アルキルベンゼンスルホン酸塩（LAS），アルキル硫酸エステル塩（AS）などがある。
　非脂肪酸系洗剤の界面活性剤として，陰イオンおよび非陰イオン界面活性剤がある。特に，陰イオン界面活性剤の中の分枝鎖アルキルベンゼンスルホン酸塩（ABS）は，生分解し難い欠点から最近では使用されなくなった。
　界面活性剤には毒性が有るという報告が，ラット，マウスなどを用いてのものが数多くある。したがって，界面活性剤の食品への使用基準や水道水の水質

130 第3章 水環境の試験

基準項目として挙げられている。

① **原　理**　陰イオン界面活性剤の主成分のドデシルベンゼンスルホン酸塩はメチレンブルーと反応して青色の錯化合物を形成する。また，この錯化合物はクロロホルムなどの有機溶媒で抽出でき，波長654 nm付近に最大吸収をもつので，これを利用して吸光光度法で定量することができる。

② **試　薬**　1) アルカリ性リン酸一水素ナトリウム溶液：リン酸一水素ナトリウム（Na_2HPO_4）10gを水に溶かして800 mLとし，水酸化ナトリウム溶液（4 w/v%）を加えてpHを10にし，水を加えて1Lとする。

2) 酸性メチレンブルー溶液：メチレンブルー・三水塩($C_{16}H_{18}N_3SCl \cdot 3H_2O$) 0.35gを水に溶かして500mLとし，硫酸6.5 mLと水を加えて1Lとする。

3) 中性メチレンブルー溶液：メチレンブルー・三水塩($C_{16}H_{18}N_3SCl \cdot 3H_2O$) 0.35gを水に溶かして1Lとする。

3．理化学試験

4）陰イオン界面活性剤標準原液：ドデシルベンゼンスルホン酸ナトリウム（$C_{12}H_{25}C_6H_4SO_3Na$）1.000 gを水に溶かしてメスフラスコ1 Lにとり、標線まで水を加える。

5）陰イオン界面活性剤標準液：陰イオン界面活性剤標準原液10 mLを正確に取り、メスフラスコ1 Lに入れ標線まで水を加える。本溶液は冷暗所に保存し、調製後1週間以内に使用する。

③ **器具および装置** 1）分液漏斗：分液漏斗250 mL容に水を100mL、クロロホルム10mLと中性メチレンブルー溶液5 mLを入れ、よく振り混ぜ、クロロホルム層が着色しないことを確かめ、これを用いる。

2）分光光度計：107ページ参照

④ **操　作**　検水を正確に適量取り、分液漏斗250 mL容に入れ、水を加えて100 mLとする。

アルカリ性リン酸一水素ナトリウム溶液10 mL、中性メチレンブルー溶液5 mLとクロロホルム15mLを加えた後、1分間振り混ぜる。静置してクロロホルム層を分離し、別の分液漏斗250 mL容に移す。さらに、検水の分液漏斗にクロロホルム10mLを加え、2度抽出を繰り返し、後の分液漏斗に合わせる。

これに水100 mLと酸性メチレンブルー溶液5 mLを加えて激しく振り混ぜた後静置し、分離したクロロホルム層をろ紙か脱脂綿で脱水ろ過して、メスフラスコ50 mLに入れ、クロロホルムを標線まで加える。

別に、水100mLについて検水と同様に操作して、クロロホルム50 mLを得る。この溶液は、検水および陰イオン界面活性剤標準液の吸光度測定の対照液になる。

◎**陰イオン界面活性剤の検量線**

陰イオン界面活性剤標準液0.2～5 mLを段階的に分液漏斗250 mL容に取り、水を加えて100 mLとする。検水と同様に操作して、クロロホルム50 mLを得、個々について波長654 nmの吸光度を測定し、ドデシルベンゼンスルホン酸ナトリウムの量と吸光度の関係線を作成する。

⑤ 結　果　　検水中の陰イオン界面活性剤は，次式によって計算する。

陰イオン界面活性剤濃度（mg $C_{12}H_{25}C_6H_4SO_3Na$/L）

$$= a \times \frac{1000}{v}$$

　　　　a：検水のクロロホルムの吸光度から検量線で読んだ陰イオン界面活性剤量（mg）

　　　　v：検水の量（mL）

(10) シアン化合物

　シアン化合物は，水中のシアン化物イオンやシアン錯化合物などを総称し，シアン化物イオンと全シアンに区別する。シアン化物イオンとシアン錯化合物は，本来，自然水に存在することがない。しかし金属精錬や金属表面処理廃水や，害虫の駆除剤として使われたものなどが雨水などで流されて自然水に混入することがある。

　シアン化合物は金属塩やシアン錯塩として存在し，前者は猛毒であるが，後者の毒性ははるかに弱い。一般に水中のシアン化合物を分けると，HCN，CN^-を容易に遊離し易い遊離型シアンと，金属と錯化合物を形成する結合型シアンになる。特に，遊離型シアンは人に対して極めて強い毒性をもち，毒性発現機構は主に細胞に対する呼吸毒である。魚に対する毒性も強く，例えばマスはCN^-濃度0.05ppmの水で，1週間あまりで死ぬという報告がある。したがって，シアン化合物は，人の健康の保護に関する環境基準，水道水の水質基準および排水基準などの基準項目として挙げられる。

① 原　理　　試料中のシアン化合物を前処理で，シアン化物イオン溶液とする。この溶液の一部をとり酢酸で中和した後クロラミンTで塩化シアンとし4-ピリジンカルボン酸-ピラゾロンと反応させ，生成する青色化合物を吸光度測定により定量するものである。

② 器具および装置　　1) 蒸留装置：図3-15参照

　2) 分光光度計：107ページ参照

3. 理化学試験 **133**

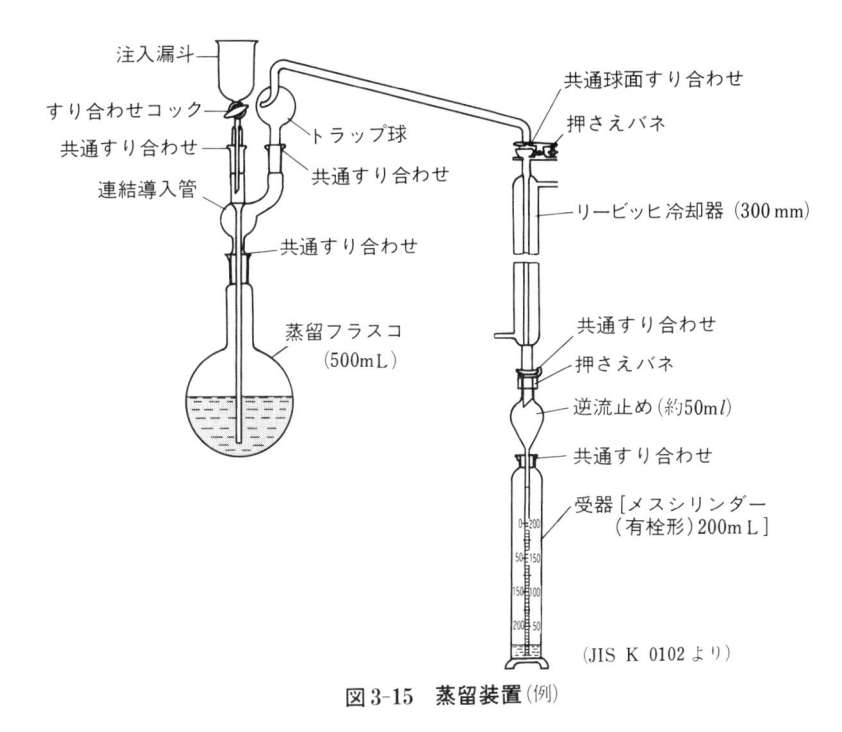

```
注入漏斗
すり合わせコック
共通すり合わせ
連結導入管
トラップ球
共通すり合わせ
共通すり合わせ
蒸留フラスコ
(500mL)
共通球面すり合わせ
押さえバネ
リービッヒ冷却器 (300 mm)
共通すり合わせ
押さえバネ
逆流止め(約50mℓ)
共通すり合わせ
受器 [メスシリンダー
    (有栓形) 200 mL]
```

(JIS K 0102 より)

図 3-15　蒸留装置(例)

③ **試　薬**　1) フェノールフタレイン溶液 (0.5w/v%)：フェノールフタレイン ($C_{20}H_{14}O_4$) 0.5 g をエタノール (95%) 50 mL に溶かし, 水を加えて 100 mL とする。

2) 水酸化ナトリウム溶液 (2 w/v%)：水酸化ナトリウム (NaOH, 99.5%) 2 g を水に溶かして 100 mL とする。

3) アミド硫酸アンモニア溶液 (10w/v%)：アミド硫酸アンモニウム ($NH_2SO_3NH_4$) 10 g を水に溶かして 100 mL とする。

4) EDTA溶液：エチレンジアミン四酢酸二水素二ナトリウム二水和物 ($C_{10}H_{14}N_2Na_2O_8 \cdot 2H_2O$) 10 g を水に溶かし, 水酸化ナトリウム溶液 (2 w/v%) 数滴を加えて微アルカリ性とし, 水を加えて 100 mL とする。

5) リン酸：リン酸 (H_3PO_4, 85%以上)

6) リン酸塩緩衝液 (pH 6.8)：リン酸二水素カリウム (KH_2PO_4) 17.0 g と

リン酸水素二ナトリウム（Na_2HPO_4）17.8gを水に溶かして500mLとする。

7) クロラミンT溶液（1w/v%）：p-トルエンスルホンクロロアミドナトリウム三水和物（クロラミンT）0.62gを水に溶かして50mLとする。使用時に調製する。

8) ピリジン-ピラゾロン溶液：1-フェニル-3-メチル-5-ピラゾロン（$C_{10}H_{10}N_2O$）0.25gをピリジン（C_5H_5N）20mLに溶かし，さらに水100mLを加えて混ぜる。冷蔵庫で保存すれば1週間は使用することができる。

9) デキストリン溶液：デキストリン水和物2gを水に溶かして100mLとする。使用時に調製する。

10) フルオレセインナトリウム（ウラニン）溶液（0.2w/v%）：ウラニン（$C_{20}H_{10}Na_2O_5$）0.2gを水に溶かして100mLとする。

11) 硝酸銀溶液（0.1mol/L）：硝酸銀（$AgNO_3$）17gを水に溶かしてメスフラスコ100mLに移し入れ，標線まで水を加える。褐色びんに保存する。

◎硝酸銀溶液 (0.1mol/L) の標定

塩化ナトリウム（NaCl）を600℃で1時間加熱し，デシケーター中で放冷する。この1.169gを正確に取り，少量の水に溶かしてメスフラスコ200mLに移し，水を標線まで加える。この20mLを取り，水を加えて約50mLとし，デキストリン溶液5mLとウラニン溶液（0.2w/v%）3，4滴を加え，硝酸銀溶液（0.1mol/L）で滴定し，黄緑色の蛍光が消え，わずかに赤くなる時を終点とする。

滴定値より，次の式によって硝酸銀溶液（0.1 mol/L）のファクターを算出する。

$$F = a \times \frac{1}{x \times 0.005844} \times \frac{20}{200}$$

F：硝酸銀溶液（0.1mol/L）のファクター
a：塩化ナトリウムの秤取量（g）
x：硝酸銀溶液（0.1mol/L）の滴定値（mL）

12) パラジメチルアミノベンジリデンロダニン溶液（0.02w/v%）：p-ジメ

チルアミノベンジリデンロダニン（5-(4-ジメチルアミノベンジリデン)-2-チオキソ-4-チアゾリジノン；$C_{12}H_{12}N_2OS_2$) 20 mg をアセトン 100 mL に溶かす。

13) シアン化物イオン標準原液：シアン化カリウム 0.63 g を少量の水に溶かし，水酸化ナトリウム溶液（2w/v%）2.5 mL を加え，水を加えて 250mL とする。本溶液は使用の都度，調製する。

◎**シアン化物イオン標準原液の濃度の決定**

シアン化物イオン標準原液100mL をとり，p-ジメチルアミノベンジリデンロダニン溶液（0.02w/v%）0.5mL を加え，硝酸銀溶液（0.1mol/L）で滴定し，液が黄色から赤になった時を終点とする。

滴定値から，次の式によってシアン化物イオンの濃度を計算する。

シアン化物イオン標準原液の濃度（mg CN^-/mL）

$$= b \times F \times \frac{1}{100} \times 5.204$$

b：硝酸銀溶液（0.1mol/L）の滴定値（mL）
F：硝酸銀溶液（0.1mol/L）のファクター

14) シアン化物イオン標準液：シアン化物イオン標準原液10mL をメスフラスコ1L にとり，水酸化ナトリウム溶液（2 w/v%）100mL を加えた後，水を標線まで加える。この10mL を100mL メスフラスコにとり，水を標線まで加える。使用時に調製する。

④ 操　作　ここでは，全シアンを定量する方法について述べる。

試料のpHを2以下にし，この時発生するシアン化水素をアルカリ液で捕集する前処理と，その後のシアン化物イオン溶液の発色操作により発色液を得て，吸光度測定によってシアン化物イオンを定量するものである。

＜加熱蒸留による前処理＞

検水の適量を正確に取り蒸留フラスコ 500 mL に入れ，水を加えて 250 mL とする。沸騰石 5〜6 個を入れ，フェノールフタレイン溶液（0.5w/v%）を数滴加え，溶液の紅が消えるまでリン酸を滴下し，アミド硫酸アンモニウム溶液（10w/v%）1 mL を加える。受器（有栓メスシリンダー100 mL）に水

酸化ナトリウム溶液（2 w/v％）20 mLを加え，図3-15のように組み立てる。注入漏斗から蒸留フラスコにリン酸を10 mL加え，次にEDTA溶液を10 mL加え，わずかな水で注入漏斗を洗い蒸留フラスコに流し入れる。

　数分間放置した後，蒸留フラスコを加熱する。留出速度を2～3 mL/minで受器の液量が約90 mLになるまで蒸留する。

　蒸留終了後，装置を外し，冷却管内管と逆流止めの内外を少量の水で洗い受器に集め，水を加えて100 mLとする。

＜ピリジン－ピラゾロン吸光光度法＞

　前処理で得られたシアン化物イオン溶液を正確に量り取り，メスフラスコ50mLに入れフェノールフタレイン溶液（0.5w/v％）1滴を加え，静かに混ぜながら液の赤色が消えるまで酢酸（1+8）を滴下する。リン酸塩緩衝液（pH 6.8）10mLを加え，栓をして静かに混ぜ，クロラミンT溶液（1 w/v％）0.25 mLを加え，栓をして静かに混ぜ，約5分間放置する。

　ピリジン-ピラゾロン溶液15 mLを加え，水を加えて50 mLとし，栓をして静かに混ぜる。25±2℃の水浴に約30分間置き，発色させ，波長620 nmの吸光度を測定する。対照として，空試験液（水10mLについて同様に発色操作を行った溶液）を用い測定する。

◎シアン化物イオンの検量線

　シアン化物イオン標準液0.5～9.0mLを段階的にメスフラスコ50mLにとり，水を加えて50mLとする。発色操作は試験液と同様に行い，吸光度を測定する。空試験として，水について同様に行い，これを対照として吸光度を測定する。シアン化物イオン（CN⁻）の量と吸光度の関係線を作成する。

⑤ 結　果　　検量線からシアン化物イオンの量を求め，次式によって試料中のシアン化物イオンの濃度（mg CN⁻/L）を算出する。

$$\text{シアン化物イオンの濃度 (mg CN}^-/\text{L)} = c \times \frac{100}{d} \times \frac{1000}{v}$$

　　　c：検量線から求めたシアン化物イオンの量（mg）
　　　d：発色に用いたシアン化物イオン溶液（mL）
　　　v：検水の量（mL）

4. 生物学的試験

飲料水の細菌検査を行う目的は，試料中に増殖できる細菌（ここでは一般細菌と呼称）の数を検討することにより，特定の種に偏らない一般的な細菌の総数を明らかにすることにある。

4.1 一般細菌

飲料水の水質基準は，「一般細菌の数は標準寒天培地法による検査で1mLの検水で形成される集落数が100以下であること」と規定され，好気的環境下で培養したとき発育した集落（colony，コロニー）数をもって生菌数とされる。しかし，一般細菌数の測定は検査用培地に発育できる細菌のみであって，検水中のすべての細菌が発育してくるわけではない。また，汚染菌の病原性を問題にするのではなく，これらの細菌数の多少により飲料水としての適否や衛生上の取り扱いの良否を判定する一つの基準とされる。

寒天平板培養法には混釈平板法と塗抹平板法の2つの方法がある。

(1) 混釈平板法

① 原　理　適当に希釈した検水の一定量（通常1mL）を直接培地に混ぜ合わせて寒天平板を固まらせ，培地中に発育してきたコロニーを計数する。

② 器　具　白金耳，三角フラスコ，ピペット，シャーレ，高圧滅菌器（オートクレーブ），水浴（ウォーターバス），集落計数器（コロニーカウンター）。

③ 培地および希釈液　1）使用培地：標準寒天培地[*1]

2）希釈液：検水が汚染されている疑いのある場合は，あらかじめ滅菌希釈液（リン酸塩緩衝液[*2]または生理食塩液[*3]等）を用いて10段階希釈液を作成しておく。

④ 操　作　1）標準寒天培地は所定の濃度になるように正確に秤量し，水を

[*1] 標準寒天培地：酵母エキス，ペプトン，ブドウ糖，寒天（pH7.0±0.2）から成る非選択培地。市販品がある。

[*2] リン酸塩緩衝液：リン酸カリウム，リン酸ナトリウム，ツイーン80，L-システイン塩酸塩，寒天末（pH7.2に修正）から成り，嫌気性菌の希釈にも適している。

[*3] 生理食塩液：食塩8.5gを蒸留水1,000mLに溶解し，121℃，15分高圧滅菌する。

加えて加温溶解後，高圧滅菌する。滅菌後，圧力の低下を確認してから，培地をオートクレーブから取り出し，水浴等で約45～50℃付近に保温しておく。

2) 試料はよく振って均質とし，希釈液を用いて10段階希釈法で希釈する。試料の希釈の程度は，培養後シャーレに30～300個の集落が生じる程度に希釈する。

3) 各希釈液の1 mLを滅菌シャーレ2枚宛に分注する。これらのシャーレに約50℃に保温した滅菌済み標準寒天培地約15 mLを無菌的に注ぎ，直ちにシャーレを静かに水平に動かしながらよく混和し平板に固まらせる。

4) 凝固した後，その上にさらに寒天培地約5 mLを重層する。この操作により表在性のコロニーが大きくなったり，融合あるいは深部コロニーと重なったり等の不都合を防ぐことができる。また寒天培地の分注量は全量で約20 mLぐらいがよく，培地量が少なくて培地の厚さが薄すぎると培地は破れやすく，また菌の発育が不良となる。また，検水（希釈液）を混和する前に寒天が固まると分離孤立した集落が得られないので，これらの操作は手早く行う必要がある。

5) 凝固した培地は倒置（フタを下にする）して，ふ卵器内で培養する。
培養時に培地を倒置するのは，培地表面に余分な水分（凝固水）の付着や微生物の落下による汚染を防ぐためである。培養温度はとくに規定されていない場合は36±1℃，24±2時間培養し，発育したコロニーの計数を行う。

（2）塗抹平板法

① **原　理**　あらかじめ標準寒天平板を作製しておき，平板培地上に適当に希釈した検液を滴下して培地表面に一様に塗り広げ，培地上に発育してきたコロニーを計数する。

② **器　具**　コンラージ棒[*1]（他の器具は混釈平板法と同じ）

---

*1　コンラージ棒は塗抹棒ともいい，径2～3 mmのガラス棒の先端をL字型または三角形に細工したもの。プラスチック製滅菌済みの市販品がある。

③ **培地および希釈液** （混釈平板法と同じ）
④ **操 作** 1）高圧滅菌した培地が約50℃に冷めたら，約20 mLずつ滅菌シャーレに注ぎ，そのまま凝固させる。寒天の凝固後，シャーレを裏返し，ふたを少しずらして表面の余分な水分を蒸発させる。なお，培地が熱いうちにシャーレに注ぐと水分が多量に付着して，乾燥させるのに時間が長くかかる。

2）乾燥した平板培地の表面に，一定量（0.1mLまたは0.2mL）の試料液を正確に滴下し，滅菌したコンラージ棒で培地表面にまんべんなく塗抹する。

3）培地表面の試料液が乾燥したならば，ふ卵器に入れて培養する。

⑤ **結 果** 混釈平板法および塗抹平板法のいずれかの方法においても，培養により発育したコロニーの計数を行う。

4.2 大腸菌群および大腸菌の検出

飲料水の安全を確保するため，飲用に適する飲料水とは「大腸菌群が乳糖ブイヨン(LB)[*1]－ブリリアントグリーン乳糖胆汁ブイヨン培地法(BGLB)[*2]または特定酵素基質培地法による検査で検出されないこと」と規定されている。

衛生試験で表現する大腸菌群とは，好気性あるいは通性嫌気性培養で発育し，乳糖を分解してガスを産生する通性嫌気性グラム陰性無芽胞桿菌群をさしており，固有種の名称ではない。このような性状を示す菌群は大腸菌(*Esherichia coli*)を始め，クレブジエラ属(*Klebsiella*)，エンテロバクター属(*Enterobacter*)，サルモネラ属(*Salmonella*)等を含み，これらの菌群を便宜的に大腸菌群と総称し，大腸菌を特定するものではない。大腸菌群の多

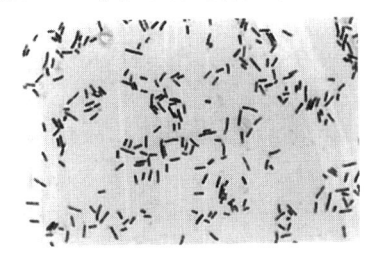

図3-16 大腸菌

[*1] LB培地：肉エキス，ペプトン，乳糖，ブロムチモールブルーを配合した大腸菌群や乳糖分解能陽性細菌の検出用培地。市販品がある。
[*2] BGLB培地：牛胆汁末，乳糖，ペプトン，ブリリアントグリーンを配合した液体培地で，大腸菌群のみが選択的に増殖する。市販品がある。

くは哺乳動物の腸管内細菌叢の重要な構成菌群であるが，ヒトに対して腸管病原性をもつ特定の菌群を病原性大腸菌とよぶ。

飲料水および食品領域における大腸菌群検出の意義は，糞便汚染の程度を推定する衛生管理上【不衛生な取り扱い】の指標菌としての役割を担っている。

大腸菌群が水中などから検出される場合，通常，その水は人畜の糞尿などで汚染されていることが推定される。この場合，仮に糞便中に病原菌（チフス菌，赤痢菌，表3-7の腸炎起病性大腸菌等）が存在すれば，水はこれらによって汚染されている恐れが高いことが示唆され，消化器系感染症の水系感染につなが

表3-7 腸炎起病性大腸菌の種類と特徴

原因菌	特徴と主要症状
① 腸管病原性大腸菌 Enteropathogenic E. coli （EPEC）	古くから乳幼児胃腸炎の原因菌として報告されている。小腸粘膜に付着して下痢を発生。 サルモネラ感染病像と類似し，発熱を伴う腹痛，嘔吐を主要症状とする。 ヒト，動物などに広く分布している。
② 腸管出血性大腸菌 Enterohemorrhagic E. coli （EHEC）	1982年，米国でのハンバーガーの原料肉より初めて分離，報告された。激しい血便と腹痛を伴い，Vero毒素により腎臓細胞が障害される。多発の血清型はO 157：H7で，一部O 55, O 111もある。 1996年，日本で9,300人以上の患者が報告され，死者9名に達した。 小児では溶血性尿毒症症候群（HUS）を併発する危険が高い。
③ 組織侵入性大腸菌 Enteroinvasive E. coli （EIEC）	大腸上皮細胞に侵入し，赤痢菌と類似する症状を起こす。伝染経路はヒトからヒトへの感染が主体である。集団発生は食品または水を介して発生する。
④ 毒素原性大腸菌 Enterotoxigenic E. coli （ETEC）	コレラ毒素と類似するエンテロトキシン（腸管毒）が産生される。 水様性下痢，腹痛，嘔吐が主体で，発熱はほとんど無い。 海外旅行者下痢として東南アジアやメキシコなどから分離される。食品のほか水系感染の報告もある。
⑤ 腸管凝集付着性大腸菌 Enteroaggregative E. coli （EAEC）	腸管病原性大腸菌の症状に類似している。 遅延性下痢を起こす。

4．生物学的試験

る危険がある。

① 原 理　細菌の発育に必要な栄養素が含まれていないような試料（飲料水，海水，洗い水，泥，容器等）では，乳糖ブイヨン培地法が用いられる。一方，試料中に細菌の発育に必要な栄養素が含まれているような試料（食品等）では，BGLB培地法が用いられる。

② 器 具　ダーラム（発酵）管（径0.8×2～3 cmの小試験管），中型および大型試験管，その他は一般細菌数測定法に準ずる。

③ 培地および希釈液　1) 使用培地：乳糖ブイヨン（LB）培地およびブリリアントグリーン乳糖胆汁ブイヨン（BGLB）培地は，それぞれ所定の濃度になるように秤量し加温溶解後，あらかじめダーラム管の切り口を下に向けて入れた中型試験管に10mLずつ分注し，121℃で15分間高圧滅菌する。なお，検水量が10mL接種用には中試験管に2倍濃度のLB培地10mLを，50mL接種用には大型試験管に3倍濃度のLB培地25mLを分注する。滅菌後，直ちに冷却しておく。

　エオジン・メチレンブルー（EMB）寒天培地[*1]は，所定の濃度になるように秤量，加温溶解後，121℃で15分間高圧滅菌しシャーレに約20mL宛て分注して寒天平板培地を作成する。

　標準寒天培地は，所定の濃度に秤量，加温溶解後，小試験管に約2 mL宛て分注し，121℃で15分間高圧滅菌する。滅菌後，熱いうちに斜面にして寒天培地を固まらせる。

2) 希釈液の作成は一般細菌数測定法に準ずる。

---

*1　EMB培地：ペプトン，乳糖，リン酸一水素カリウム，エオジンY，メチレンブルー，寒天を配合した大腸菌群の確定試験に使用する。市販品がある。

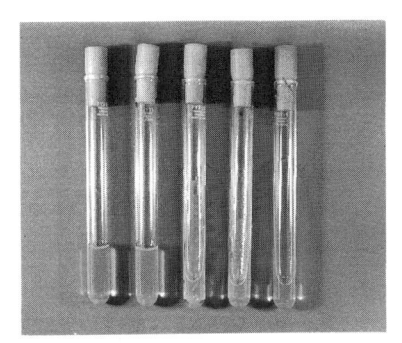

図3-17　高層寒天培地と斜面培地

④ 操 作　大腸菌群および大腸菌の定性試験は推定試験・確定試験・完全試験の3段階に分けて行う。

1) 推定試験：無菌的に採取した検水は10倍希釈し，試料液とする。

　　試料原液または調製した10倍希釈液の50mL，10mL，1mLおよび0.1mLを各2本の乳糖ブイヨン培地に接種する。通常は，10mLの培地2本に対して1mLあるいは1gの試料を加えるが，上水道の場合は検水量50mL接種を行う。培養は36±1℃で，24±2時間行う。

　　乳糖が分解され，産生された酸により培地中のブリリアントグリーンの色が青色から黄変しかつガスを産生（ダーラム管中にガスが存在）した場合，大腸菌群の存在が推定され推定試験陽性と判定する。24時間培養を48時間培養まで延長しても，ガス非産生のものは推定試験陰性と判定する。

　　飲料水の水質基準では大腸菌群は検出されないことと規定されており，この段階で陰性となることが必要である。

2) 確定試験：上記の推定試験で陽性と判定された培養液の1白金耳量をBGLB培地に接種し，36±1℃，24±2時間培養する。胆汁酸塩の存在下で乳糖を分解し，ガスを産生した場合を確定試験陽性として，さらに完全試験を行う。

3) 完全試験：上記の確定試験で陽性と判定されたガス産生のBGLB培地から，培養液の1白金耳量をEMB寒天平板培地に接種して，孤立集落が得られるように画線塗抹し，36±1℃，24±2時間分離培養する。大腸菌群の中で大腸菌（$E.\ coli$）の集落は中心部が黒色で，金属光沢のある赤桃色半透明のコロニーを形成する。EMB寒天平板培地上の黒色，金属光沢を示す集落を釣菌し，標準寒天斜面培地および乳糖ブイヨン培地に移植し，36±1℃で培養する。

　　乳糖ブイヨン培地でガス産生を認めた菌株についてのみ，標準寒天斜面培地の菌をグラム染色する。グラム陰性で芽胞のない桿菌が確認されれば，完全試験陽性で，大腸菌群および大腸菌と同定する。

　　なお，分離したこれらの大腸菌群の細菌名を正確に同定するには，腸内細菌の同定キットが市販されており，簡易に同定できる。

4．生物学的試験　**143**

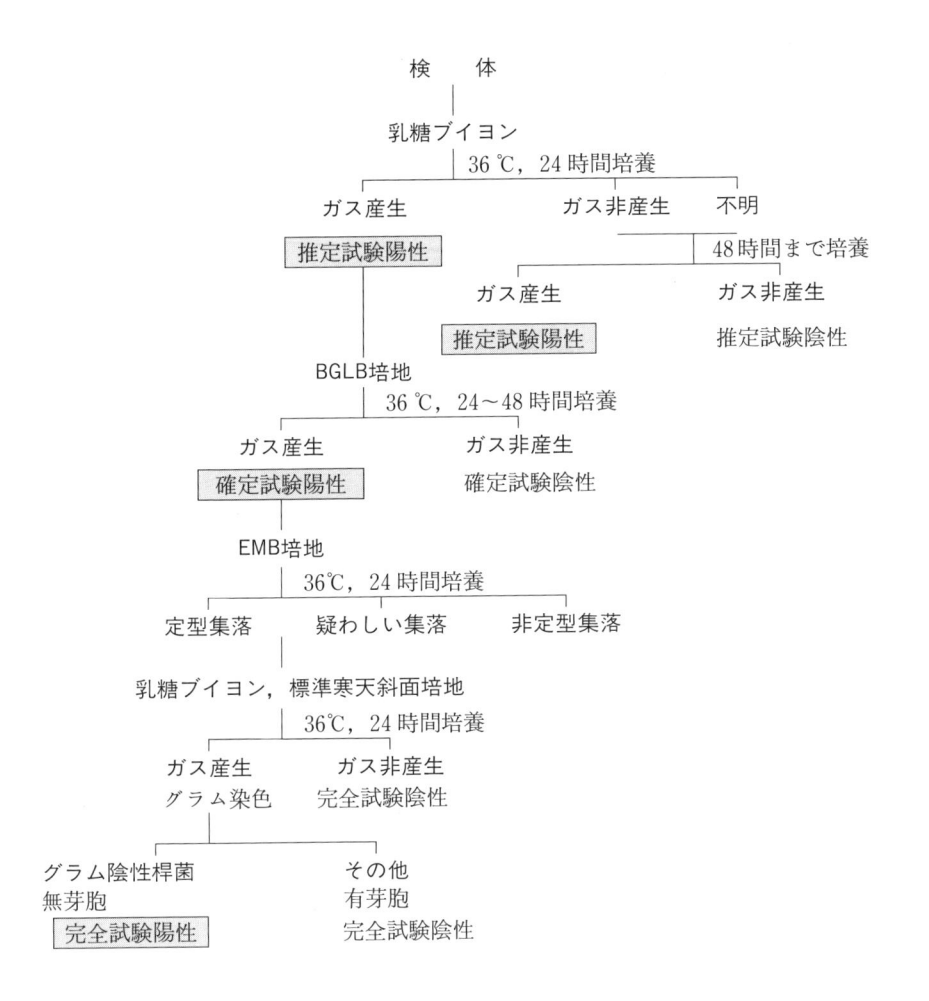

```
                    検　　体
                      │
                   乳糖ブイヨン
                      │ 36℃，24時間培養
         ┌────────────┼────────────┐
      ガス産生        ガス非産生      不明
     ┌──────┐                    │
     │推定試験陽性│           48時間まで培養
     └──────┘          ┌──────────┴──────────┐
         │           ガス産生              ガス非産生
         │         ┌──────┐
         │         │推定試験陽性│           推定試験陰性
         │         └──────┘
      BGLB培地
         │ 36℃，24〜48時間培養
      ┌──┴──┐
   ガス産生   ガス非産生
  ┌──────┐
  │確定試験陽性│    確定試験陰性
  └──────┘
      │
   EMB培地
      │ 36℃，24時間培養
  ┌───┼───┐
 定型集落 疑わしい集落 非定型集落
  │
 乳糖ブイヨン，標準寒天斜面培地
      │ 36℃，24時間培養
  ┌───┴───┐
 ガス産生    ガス非産生
 グラム染色   完全試験陰性
  │
┌─┴──┐
グラム陰性桿菌  その他
無芽胞      有芽胞
┌──────┐
│完全試験陽性│  完全試験陰性
└──────┘
```

図3-18　大腸菌群の定性試験の手順

第3章 水環境の試験

```
┌─────────────────┐
│ 検体(食品25g)    │   注:水を検体とする場合は,チオ硫酸ナトリウムで中
└─────────────────┘      和した水3L以上をメンブランフィルタでろ過し,
         │               そのメンブランフィルタを検体とする。
┌──────────────────────────────────┐
│ mECブイヨン(食品:225mL,水15mL)  │
└──────────────────────────────────┘
      ストマッカー処理(2分間)
      静置培養(42℃,18~24時間)
      1白金耳画線塗抹(確実に分離培養できるように画線塗抹すること)
┌─────────────────────────────────────┐
│ SIB寒天平板培地またはSMC寒天平板培地 │
└─────────────────────────────────────┘
      培養(35~37℃,18~24時間)
┌──────────────────┐
│ ソルビット非分解集落 │
└──────────────────┘
      灰白色半透明
      中心淡桃色集落

      釣菌(50個以上)
┌──────────────────────────────────────────────┐
│ 1%Cellobiose添加LIG寒天培地(小試験管半斜面培地) │
└──────────────────────────────────────────────┘
      培養(35~37℃,18~24時間)
┌──────────────────┐
│ 大腸菌O157(疑)   │
└──────────────────┘
      斜面部赤変/高層部黄変(R/Y)
      インドール(+),Oxidase(-)
      365nmUV照射で蛍光(-)
┌──────────────────────┐
│ O157凝集反応(血清型別) │
└──────────────────────┘
      H血清型別試験
┌─────────────────────┐
│ ベロ毒素産生性試験等  │
└─────────────────────┘
      PCRによるベロ毒素産生遺伝子検査
      RPLAによるベロ毒素産生試験
```

図3-19　腸管出血性大腸菌 O 157:H7の検査法　　(衛食第195号,衛乳第174号)

5. 水質汚濁関係の試験

日本では都市用水の約7割，農業用水の約9割が河川水を水源としている。水の利用はそれぞれの用途に応じた適正な水質を前提とし，環境基本法に基づく公共用水域の水質汚濁に係わる環境上の条件として「人の健康の保護に関する環境基準」と，「生活環境の保全に関する環境基準」が定められている。

ここでは特に生活環境の保全に関する基準およびその関連する試験項目を中心に述べる。

5.1 水質汚濁の基準値

生活環境の保全に関する基準値はその利水様態に応じて，河川，湖沼および海域の各水域ごとに類型指定（表3-8）されている。水域の生活環境は有機汚濁により大きな影響を受けることから，代表的な汚濁の指標であるBOD（河川）およびCOD（湖沼・海域）などの項目について環境基準の達成率の評価を行っている。河川の水質はBODでみるとここ数年は，環境基準の達成率が

表3-8　生活環境の保全に関する環境基準[1]

類型		利用目的の適応性	BOD (mg/L, 5日間)	COD (mg/L)	SS (mg/L)	DO (mg/L)	大腸菌群数 (MPN/mL)
河川	AA	水道1級，自然環境保全	1以下	―	25以下	7.5以上	50/100以下
	A	水道2級，水産1級，水浴	2以下	―	25以下	7.5以上	1,000/100以下
	B	水道3級，水産2級	3以下	―	25以下	5以上	5,000/100以下
	C	水産3級，工業用水1級	5以下	―	50以下	5以上	―
	D	工業用水2級，農業用水	8以下	―	100以下	2以上	―
	E	工業用水3級，環境保全	10以下	―	ごみ等[2]	2以上	―
湖沼	AA	水道1級，水産1級	―	1以下	1以下	7.5以上	50/100以下
	A	水道2級，水産2級，水浴	―	3以下	5以下	7.5以上	1,000/100以下
	B	水産3級，工業用水1級	―	5以下	15以下	5以上	―
	C	工業用水2級	―	8以下	ごみ等[2]	2以上	―
海域	A	水産1級，水浴	―	2以下	―	7.5以上	1,000/100以下
	B	水産2級	―	3以下	―	5以上	―
	C	環境保全	―	8以下	―	2以上	―

(1)：環境基本法（平成15年環告第123号），基準値は日間平均値。河川水については BODで，湖沼，海水についてはCODで規制。
(2)：ごみ等の浮遊が認められないこと。

わずかずつではあるが上昇してきている。一方，湖沼の水質についてはＣＯＤの環境基準達成率はなお低く，改善があまり進んでいない状況にある。

また，放流下水には下水道法による水質基準（表3-9）があり，水質の汚染度を知るために，検査項目（表3-10）として物理的，化学的，細菌学的，生物学的試験が実施されている。

表3-9 放流水の水質の技術上の基準

方　　　法	pH	BOD (mg/L, 5日間)	SS (mg/L)	大腸菌群 (cfu/mL)
嫌気無酸素好気法に急速濾過法を併用，標準活性汚泥法に急速濾過法を併用など	5.8〜8.6	10以下	40以下	3000以下
嫌気無酸素好気法または循環式硝化脱窒法，標準活性汚泥法など	5.8〜8.6	10〜15以下	40以下	3000以下

下水道法施行令（平成18年度政令354号）

嫌気無酸素好気法は，凝集剤を添加して処理するものに限る。
循環式硝化脱窒法は，凝集剤を添加して処理するものに限る。

表3-10 下水試験の項目とその内容

項　　目	内　　容
水素イオン濃度（pH）	下水や工場廃水などの混入による水質変化の指標となる。下水道への流入基準は5.7〜8.7未満。
溶存酸素（DO）	水中に溶解している酸素量で，汚染により消費される。BODの高い水はDOが低い。DOの測定は汚水処理の曝気状態の観察，各処理段階の判断の資料となる。
生物化学的酸素要求量（BOD）	水中の有機物が微生物による分解作用や呼吸作用などにより酸素が利用される現象に基づき，通常20℃，5日間に消費される溶存酸素量で，汚染が高いほどBODは上昇する。時間はかかるが，自然状態に近い条件として，水質試験のうちで最も重要な項目の一つ。
化学的酸素要求量（COD）	水中の有機物が化学的な酸化剤により処理される時に消費される酸素量で，汚染の程度を示す。BODが測定不能な汚水でも迅速に測定可能。
浮遊物質（SS）	水中に懸濁している粒径2mm以下の物質で，増加すると水の透過性が低下したり，沈下によりヘドロが形成される。
大腸菌群	水中の糞便汚染の程度を示す。BGLB発酵管による培養で，ガス発生を認めたものを大腸菌群陽性管数とし，100mL中の最確数（MPN）を算出する。

5.2 採水方法

試料水はできるだけ空気や気泡と接触しないような方法で採水する。空気中の酸素が水に溶解する割合は水の酸素不飽和度に比例し、汚染された水ほど注意が必要である。採水びんは試料水でよく洗浄してから、容器一杯に満たし密栓する。大腸菌群数を検定する際の試料採取は滅菌した器具を用い、試料中に雑菌が混入しないように注意する。採水した試料水はできるだけ早く試験することを原則とし、やむを得ない場合は5℃以下、0℃以上の冷暗所に保存する。

5.3 溶存酸素（DO[*1]）

溶存酸素（DO）とは、水中に溶けている酸素量（mg O/L）で、空気との接触または植物（植物性プランクトン）の光合成（炭酸同化作用）の結果、水中に放出されたものである。この水中の酸素の溶解量は温度、気圧の影響を受け、値が大きいほど好ましく、清浄な水では約 8〜10mg O/L である。

DOは、硫化物、亜硫酸イオンおよび第一鉄イオンなどの還元性物質により消費されるほか、汚水などに溶存あるいは混在している有機物やバクテリアにより分解されたり、水中生物の呼吸作用でも消費されるため、汚染度の高い水中ではDOの量は低下する。さらに、汚染が進みDO値が0になれば、水は還元状態となり、黒く腐敗現象を呈してくる。DOは、河川等の汚濁の現状を最も直接的に示す指標である。

＜ウィンクラー‐アジ化ナトリウム変法＞

① 原理　硫酸マンガン（$MnSO_4$）はアルカリ性で溶存酸素（DO）に酸化され、第二マンガン酸（H_2MnO_3）を生成する。これは硫酸酸性でヨウ化カリウム（KI）をヨウ素（I_2）に変え、この遊離したヨウ素（I_2）をチオ硫酸ナトリウム（$Na_2S_2O_3$）で滴定する。

② 器具　溶存酸素測定びん（酸素びん）またはふ卵びん、ビュレット

③ 試薬　1) 硫酸マンガン溶液：硫酸マンガン（$MnSO_4・4H_2O$）480gを水に溶かし、ろ過して全量を1Lとする。

[*1] DO：dissolved oxygen

2） アルカリ性ヨウ化カリウム-アジ化ナトリウム溶液：水酸化ナトリウム（NaOH）500g，ヨウ化カリウム（KI）150gを水に完全に溶かし，全容を1Lとする。これにアジ化ナトリウム（NaN$_3$）10gを40mLの水に溶かした液を加え，褐色びんに入れて暗所に保存する。

3） チオ硫酸ナトリウム溶液（25mmol/L）：チオ硫酸ナトリウム（Na$_2$S$_2$O$_3$・5H$_2$O）26gおよび炭酸ナトリウム（Na$_2$CO$_3$）0.2gを取り，水を加え1Lとする。2日間放置した後，そこから50mLをメスフラスコ200mLに取り，水を標線まで加える。数週間ごとに新しく調製し，ファクターを標定する。

$$25\text{mmol/L チオ硫酸ナトリウム溶液 }1\text{ mL}=0.2\text{ mg O}_2$$

4） デンプン溶液：可溶性デンプン1gを10mLの水に溶かしてから，熱水90mL中によくかき混ぜながら加え，約1分間煮沸したのち冷却静置し，その上澄み液を用いる。この溶液は使用の都度調製する。

5） ヨウ素酸カリウム溶液（25mmol/L）（標定用）は，ヨウ素酸カリウム（KIO$_3$）を120～140℃で2時間乾燥し，硫酸デシケータ中で放冷したのち，0.2229gを正しく量り取り，水に溶かして250mLとする。

6） チオ硫酸ナトリウム溶液（25mmol/L）のファクターは次のようにして求める。

　上記のヨウ素酸カリウム溶液（25mmol/L）25mLをピペットで共栓付三角フラスコ300mLにとり，ヨウ化カリウム2gと硫酸（1＋5）5mLを加え，直ちに栓をして静かに振り混ぜ，暗所に5分間放置する。

　試料に水100mLを加え遊離したヨウ素をチオ硫酸ナトリウム溶液（25mmol/L）で滴定し，溶液の黄色が薄くなってからデンプン溶液3mLを加え，ヨウ素デンプン反応の青色が消えるまで滴定する。加えたチオ硫酸ナトリウム溶液の容積をa（mL）とすると，次式からファクター（F）が算出できる。

$$\text{ファクター （F）}=\frac{25}{a}$$

④ 操　作　上部まで検水を入れた測定びんに，硫酸マンガン溶液1mLとアルカリ性ヨウ化カリウムアジド溶液1mLをピペットで底部に入れ，直ちに測定びん中に空気が残らないようにして密栓する。数回連続転倒して沈殿を試料に十分接触させた後，測定びんを静かに開栓し，びんの首にそって硫酸1mLを加えて密栓転倒し，液を酸性に変えてヨウ素（I_2）を遊離させる。

ヨウ素が完全に遊離したならば，測定びんから適量の試料を三角フラスコにとり，25mmol/Lチオ硫酸ナトリウム溶液で滴定し，液の黄色が薄くなったら指示薬としてデンプン溶液3mLを加え，ヨウ素デンプン反応の青色が消えるまで滴定する。得られた滴定値b（mL）から次式によって溶存酸素（DO）（mg O/L）を算出する。

$$\mathrm{DO}\ (\mathrm{mg\ O/L}) = 0.2 \times b \times F \times \frac{V_1}{V_2} \times \frac{1000}{V_1 - 2}$$

　　　　b：滴定に要した25mmol/Lチオ硫酸ナトリウム溶液（mL）
　　　　F：25mmol/Lチオ硫酸ナトリウム溶液のファクター
　　　　V_1：測定びんの容量（mL）
　　　　V_2：滴定に用いた試料の量（mL）

5.4　生物化学的酸素要求量（BOD[*1]）

生物化学的酸素要求量（BOD）とは，水中の分解可能な有機物が酸素利用をする好気性細菌等の微生物の働きにより生物化学的に消費される酸素の量（mg O/L）で，一般に20℃で5日間に消費される酸素量をさす。

BODの値が高いほど汚染は高く，有機汚濁の代表的な水質指標とされる。

① 原　理　微生物の作用で安定化するために使用される酸素量で，十分な酸素を含ませた試料を空気に全く触れないように密栓して20℃で5日間静置し，前後の溶存酸素（DO）量を測定し，その差をBODとする。

② 器　具　DO測定用器具一式，1L容希釈びん，100mL容の細口ふ卵びん，ピペット，20±1℃に調節可能なふ卵器または恒温水槽。

[*1]　BOD：biochemical oxygen demand

③ **試　薬**　1) A液：リン酸二カリウム（K_2HPO_4）21.75g，リン酸一カリウム（KH_2PO_4）8.5g，リン酸二ナトリウム（$Na_2HPO_4 \cdot 12H_2O$）44.6g，および塩化アンモニウム（NH_4Cl）1.7gに水を加えて1L（pH7.2）とする。

2) B液：硫酸マグネシウム（$MgSO_4 \cdot 7H_2O$）22.5gに水を加えて1Lとする。

3) C液：塩化カルシウム（$CaCl_2$）27.5gに水を加えて1Lとする。

4) D液：塩化第二鉄（$FeCl_3 \cdot 6H_2O$）0.25gに水を加えて1Lとする。

5) 希釈液：20℃近くで曝気して溶存酸素を飽和状態にした水996mLに上記の試薬A，B，CおよびD液を各々1mLずつ加える。本液は植種を必要としない下水，汚水の試験に用いる。なお，産業廃水等が混入していて植種を必要とする場合は上記の希釈液1（990〜980mL）に対し，河川水10〜20mLを植種する。この希釈液は使用当日に調製する。

6) 溶存酸素測定用試薬：前項のDO測定用試薬と同様のものを用いる。

7) 前処理を必要とする試料に用いる試薬は前処理の項に記す。

④ **操　作**　予備試験として，検水中の有機物量が不明の際は，同一試料で3種類以上の濃度差のある希釈検水を作成し，5日間の酸素消費量が処理前のDO_1の40〜70％になるように希釈する。希釈度を求める際，次に述べるCODを利用すると簡便化される。

　試料を250容希釈びんに適量入れ，次に希釈水を静かに入れ全量を250mLとし，軽く振って検液と希釈水とをよく混和する。各希釈度につき，ふ卵びん2個を用意し，上記のようにして調製した希釈検水を正確に100mLまで入れて活栓で密封する。次いで，内容部分が外気と接触しないように，ふ卵びんの上部を水封する。1検体は15分後に溶存酸素（DO_1）を測定する。残りの1検体は20℃の恒温器に入れ，5日後に溶存酸素（DO_2）を測定する。

　次式によりBODを求める。

$$BOD \ (mg\ O/L) = (DO_1 - DO_2) \times \frac{250}{検水\ (mL)}$$

DO_1：希釈試料のDO値（mg/L）

DO_2：ふ卵後の希釈試料のDO値（mg/L）

5.5 化学的酸素要求量（COD[*1]）

化学的酸素要求量（COD）とは，水中の汚染源となる還元性物質（有機物，硫化物，第一鉄，アンモニア等）が，酸化剤により無機性の酸化物とガス体に分解するために消費される酸素の量（mg O/L）をいう。酸化剤として，過マンガン酸カリウム（$KMnO_4$）がよく用いられているが，酸化の不完全性，反応条件による影響が大きいなどの欠点があり，使用した酸化剤を明示する必要がある。しかし，生物化学的酸素要求量（BOD）測定と比較して，CODは簡易迅速に有機性汚濁の指標を得ることができる。また，BODでは測定できない産業廃水などの汚水でも，CODは測定可能であり，再現性が高い。

水系での汚濁成分の種類が限定され水質が同一な場合には，CODとBODの比率は同じになるので，BODの測定に替えてCODを測定することもあり，水質汚濁に係わる環境基準のうち，湖沼および海域では，BODの代わりにCODを使用することになっている。

（1）酸性高温過マンガン酸法

① 原　理　　試料に酸化剤を加えて加熱し，残存する酸化剤の量を測定し，同様の操作で行った空試験の値（加えた酸化剤の量に相当する）との差からCODを求める。塩化物イオンは妨害となるので，あらかじめ硝酸銀を加えて塩化銀の沈殿として取り除く方法である。

② 器　具　　共栓三角フラスコ，ビュレット，ピペット

③ 試　薬　　1）20％硝酸銀（$AgNO_3$）溶液：硝酸銀200gを水に溶かし，全量を1Lとし，褐色びんに保存する。

　　　　　　20％硝酸銀溶液1 mL＝41.7 mg Cl

　　　　2）過マンガン酸カリウム（$KMnO_4$）処理硫酸溶液（1+2）：水2容に対して硫酸（H_2SO_4）1容を冷やしながら加えた後，温かいうちに5 m mol/L過マンガン酸カリウム溶液を微紅色が消えずに残るまで加える。

　　　　3）シュウ酸ナトリウム溶液（12.5 m mol/L）：シュウ酸ナトリウム（$Na_2C_2O_4$）

[*1]　COD：chemical oxygen demand

を150〜200℃で2時間乾燥し，デシケーター中で放冷後1.675gを正確に量り取り，水を加え全量を1Lとする。この溶液1mLは酸素0.2mgに相当する。

4）過マンガン酸カリウム溶液（5mmol/L）：過マンガン酸カリウム（$KMnO_4$）0.8gに水を加え全量を1Lとし，褐色びんに保存する。本溶液は使用の都度ファクターを標定する。

5）過マンガン酸カリウム溶液（5mmol/L）のファクターの標定は次のように行う。

　水100mLを三角フラスコに取り，上記の過マンガン酸カリウム処理硫酸溶液（1+2）10mLを加え，これにシュウ酸ナトリウム溶液（12.5mmol/L）10mLを正確に加え，60〜80℃に保ちながら，過マンガン酸カリウム溶液（5mmol/L）で，微紅色が消えずに残るまで滴定する。滴定に要した過マンガン酸カリウム溶液（5mmol/L）をa(mL)とする。

　空試験として，蒸留水100mLに過マンガン酸カリウム処理硫酸溶液（1+2）10mLを加えたものについて同様に過マンガン酸カリウム溶液（5mmol/L）で，微紅色が消えずに残るまで滴定し，この滴定量をb(mL)とする。過マンガン酸カリウム溶液のファクター（F）は次式から出される。

$$\text{ファクター (F)} = \frac{10}{a-b}$$

　　　a：滴定に要した過マンガン酸カリウム溶液（5mmol/L）の容量（mL）
　　　b：空試験に要した過マンガン酸カリウム溶液（5mmol/L）の容量（mL）

④ 操　作　適当量の試料x(mL)を三角フラスコに取り，水を加えて100mLとする。20%硝酸銀溶液15mLを攪拌しながら加え，これに過マンガン酸カリウム処理硫酸溶液10mLを加え，硝酸銀の沈殿物が生成するまで攪拌する。ついで，過マンガン酸カリウム溶液（5mmol/L）10mLを正確に加え，沸騰水浴中で30分間加熱した後，シュウ酸ナトリウム溶液（12.5mmol/L）10mLを正確に加え脱色させる。ついで，過マンガン酸カリウム溶

液（5 mmol/L）で微紅色が消えずに残るまで滴定する（a mL）。

空試験として，蒸留水 100 mL を三角フラスコに取り，同様の操作を行い，要した過マンガン酸カリウム溶液（5 mmol/L）の滴定値 b（mL）を求め，次式によって COD を算出する。

$$\text{COD (mg O/L)} = 0.2 \times (a-b) \times F \times \frac{1000}{x}$$

  0.2：過マンガン酸カリウム溶液(5 mmol/L) 1 mL は酸素
    0.2 mg に対応
  a：滴定に要した過マンガン酸カリウム溶液（5 mmol/L）の
    体積（mL）
  b：空試験に要した過マンガン酸カリウム溶液（5 mmol/L）
    の滴定量(mL)
  F：過マンガン酸カリウム溶液の（5mmol/L）のファクター
  x：試料の量（mL）

5.6 浮遊物質（SS[*1]）および溶解性蒸発残留物

浮遊物質とは，水中に浮遊する有機性，無機性の，粒径 2 mm 以下の不溶性懸濁物質（mg/L）である。溶解性蒸発残留物とは，水中に溶解している物質で，蒸発残留物から浮遊物質の量を差し引いて求められる。

これらの浮遊物質は水の透視度（透明の程度）と深い関係があるので，下水の水質基準においてはＢＯＤとともに重要な試験項目である。浮遊物質の環境基準は，海域を除外して，河川，湖沼について定められている。清浄な環境水でも 25 mg/L 程度の自然汚濁がある。水道用水としては濁度が 30 度以下が理想的とされており，このときの SS は約 30 mg/L であるといわれる。

（1）浮遊物質
① 操　作　　試料200mLを取り，ガラスろ過器（分離型）にあらかじめ秤量したろ紙（No. 5 C）を用いて吸引ろ過し，水で数回洗浄する。

ろ紙をピンセットなどを用いて，注意してろ過器から外し時計皿上に移

＊1　SS：suspended solid

154　第3章　水環境の試験

し，105〜110℃でほとんど恒量を得るまで約2時間乾燥し，デシケーター中で放冷したのち秤量する。この質量と先に測定したろ紙の質量との差 a（mg）を求め，次式により浮遊物質の量を算出する。

$$浮遊物質（mg/L）= a \times \frac{1000}{試料\ 200\ mL}$$

（2）溶解性蒸発残留物

① **操　作**　　試料50 mLを取り，定量ろ紙を用いてろ過し，ろ液を恒量既知のニッケル皿または白磁皿に入れ，水浴上で蒸発乾固し，さらに105〜110℃で恒量を得るまで乾燥して溶解性蒸発残留物の量 b（mg）を求める。

$$溶解性蒸発残留物（mg/L）= b \times \frac{1000}{試料\ 50\ mL}$$

●資料・文献
1) 厚生労働省令第136号：水道法施行規則，平成19年11月14日
2) 政令第354号：下水道法施行令，平成18年11月10日
3) 厚生省生活局水道環境部水道設備課長通知：水道水質基準を補完する項目に係る測定方法について，平成5年3月31日
4) 日本水道協会：上水試験方法，1993年版

第4章
生活環境に係わる試験

1. 細菌学実習の注意

ヒトはあらゆる生活環境において微生物と共存している。そのため微生物が実験材料に混入し，実験結果を無意味にする可能性がある。
そこで，細菌実習を行う際には使用する器具や培地の滅菌および環境の消毒[*1]等を行い，できるだけ実験操作を無菌的に行う必要がある。
ここでは細菌検査に必要な器具，装置とその扱いについて述べる。

1.1 器　具
（1）白金線等（エーゼまたはループ）

菌の移植やコロニーのかき取りに用いる。使用に際して火炎滅菌して用いるが，使用後も同様にして必ず火炎滅菌する。白金線（高価なのでニクロム線で代用可），白金耳（径4mm），うずまき白金耳などがある。

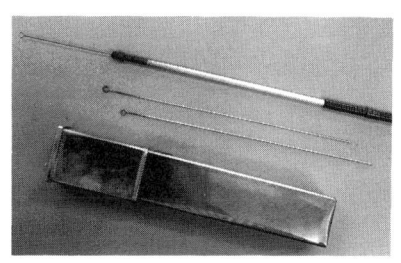

図4-1　白金耳と滅菌用金属缶

（2）スライドガラス

スライドガラスは2％塩酸アルコール（アルコールに局方塩酸を2％加える）に浸しておく。使用直前に，火炎で軽く焼き，そのまま冷やして用いる。

1.2 装　置
（1）乾熱滅菌器

乾燥した状態で使用するガラス器具，磁器，金属製器具などを，170～180℃

[*1] 滅菌とはすべての微生物を死滅させるか，あるいは取り除いてしまうことである。これに対し，消毒とは微生物による感染を生じさせない状態にすることで，特に病原性のある微生物が対象となる。

で40～60分間乾熱滅菌する装置。使用例を示すと，試験管はアルミ箔，金属缶，青梅綿またはシリコン栓等で口を覆い，ピペット類では汚染防止のため口端に青梅綿で栓をした後，アルミ箔または硫酸紙で全体を包むか，またはピペット缶に先端を先にして入れ，乾熱滅菌する。シャーレ（ペトリ皿）は5枚一組にして新聞紙または硫酸紙等できっちりと包装して乾熱滅菌するなどである。滅菌の完了は滅菌テープの着色程度やガラス器具等を包んだ新聞紙がキツネ色に焦げる程度を目安とする。なお，市販の滅菌済みのプラスチック製シャーレの利用も簡便である。

（2）高圧蒸気滅菌器（オートクレーブ）

約2気圧（15ポンド）で121℃，15分間高圧滅菌に用いられる装置。この方法は確実で信頼性が最も高いので，多用されている。

（3）煮沸消毒器（シンメルブッシュ消毒器）

沸騰してから検体を入れ，15分間煮沸して用いる装置。炭酸ナトリウムを1～2％の割合で添加すると，消毒効果を高めると共に，金属の錆を防止する。この方法では一部の菌（有芽胞菌；*Bacillus, Clostridium*）は死滅しない。

（4）ふ卵器

培養に用いる装置。外部温度に左右されない温度調節機能の優れたものを選ぶ。細菌が増殖しやすい温度（一般には35～37℃）に設定する。

（5）バイオクリーンベンチ

グラスファイバーを素材とした高性能エアーフィルタにより無菌空気を得ることができる装置。この清浄空間で実験操作を行い，実験中の微生物汚染や感染を防止する。

1.3 消毒薬

（1）逆性石けん

オスバンの100倍液を手指の消毒に用いる。

（2）80～90％エタノール（エチルアルコール）

手指の消毒に用いる。

（3）クレゾール石けん液

クレゾール石けんを3％溶液として用いる。使用後のピペット類の消毒に用いる。

1.4 顕微鏡標本の作製方法
（1）グラム染色液（Huckerの変法）の作製
① **A・B混液**　A液はクリスタルバイオレット0.3gを95％エタノール20 mLに溶かし，水を加えて全量を100mLとする。B液はシュウ酸アンモニウム 0.8gを水80mLに溶かす。
　　使用直前に，A液：B液＝1：5の割合で混合する。
② **ルゴール液**　ヨウ化カリウム2gを少量の蒸留水で溶かし，ついでヨウ素1gを完全に溶解後，水を加えて全量を300mLとし，着色ガラスびんに保存する。
③ **サフラニン液**　サフラニン2.5gを乳鉢でよく細挫し，95％エタノール 100mLに溶かし，水を加えて全量を1Lとする。

（2）細菌の塗抹と固定
① 清浄なスライドガラスの裏面に，ガラス鉛筆で直径1.5cm位の円を描く。
② スライドガラスの円形の端に水を一滴おき，滅菌した白金耳の先で染色する集落の表面に軽く触れ，スライドガラスに塗抹する。
③ 細菌の塗抹面に白金耳で水を少しずつ加え円形の上に均等に広げ，薄く塗り付ける。
④ 塗抹した菌液を自然乾燥により十分乾燥させる。
⑤ 乾燥後，塗抹面を上にして弱い火炎中をゆっくり3回通過させて熱固定する。

（3）**染色操作**（細菌塗抹面を必ず上にする）
① **前染色**　A・B混液で1分間染色した後，裏面から軽く水洗する。
② **媒染色**　ルゴール液で表面を軽く洗い，再度ルゴール液をかけて1分間染色した後，裏面から水洗する。
③ **脱　色**　2〜3回エタノールをかけて十分脱色した後，裏面から軽く水

158　第4章　生活環境に係わる試験

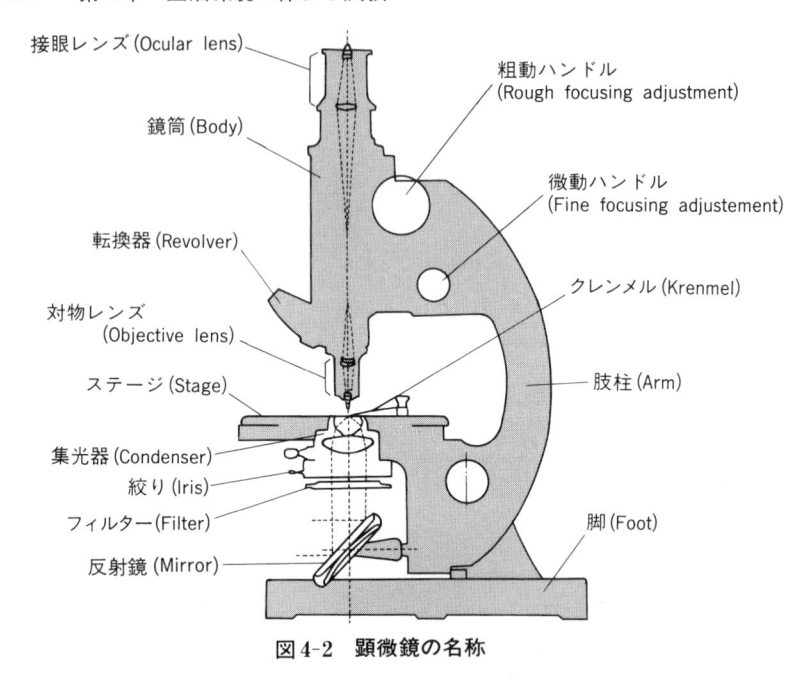

図 4-2　顕微鏡の名称

洗する。
④　後染色　　サフラニン液で30秒間染色後，裏面から軽く水洗する。
⑤　乾　燥　　ろ紙で余分な水分を軽く取り，自然乾燥させる。

(4) 顕微鏡による観察

　細菌の顕微鏡検査では，油浸系レンズ（100倍）を用いる。標本をステージに固定し，エマルジョンオイルを一滴標本中央に滴下する。顕微鏡の横からみて，標本と対物レンズをできるだけ接近させておき，接眼レンズをのぞきながら標本から対物レンズをゆっくりと離しながら，ピントを合わせる。

　全視野が細菌で埋まっているのは，細菌の塗抹が濃すぎるためである。適度に散らばっているのがよい標本である。

(5) 結　果

　細菌はグラム染色によってグラム陽性菌と陰性菌に大別される。
　　グラム陽性菌：濃紫色に染まる。グラム陰性菌：淡紅色に染まる。

2. 手指の細菌検査

　ヒトは日常生活で手指を使用することにより多くの利点を得ているが，手指の表面は多くの物に接触するため，絶え間無く微生物による汚染が繰り返されている。仮に，手指が病原微生物で汚染されると，そのような手で取り扱われた器具，食器類，食品などは病原微生物で汚染されて，消化器系感染症や食中毒の原因となる危険性が考えられる。したがって，手指は消化器系感染症，細菌性食中毒などの病原体の極めて重要な媒体となりうる。

　1996年初夏から日本中を巻き込んだO 157：H 7（腸管出血性大腸菌）による集団食中毒発生の被害が激増した際，2次感染を防止する上で赤痢に準じた対応が必要とされた。そこで，感染症予防の原則である手洗いの重要性が再認識されて，用便後や調理時の手洗いの励行が呼びかけられた。

　感染防止の基本は手洗いに始まり，手洗いに終わるといわれる。そこで手指に付着した細菌数と手洗いおよび消毒薬による手指の消毒に関して認識しておく必要がある。特に，調理に従事したり飲食するときは，手指を手洗いにより十分清潔にすることを心掛けなければならない。

　手指の細菌検査法には，手洗い法，ふき取り法，手形法などがある。いずれの方法も培養後に培地に発育した集落数から生菌数を計数する。

2.1 手洗い法

① 原　理　　左右の手指を良くこすり合わせて，汚れを可能な限り均等にする。ついで，片方の手は被検消毒薬で消毒した後に細菌培養を行う。もう一方の手は，そのまま洗いだして細菌培養を行う。発育してきた細菌数と菌種の違いを比較する。

② 器　具　　滅菌シャーレ，滅菌ピペット，滅菌試験管

③ 培地および消毒薬　　1）培地：ブレイン・ハート・インヒュウジョン（BHI）寒天培地（一般細菌用），デオキシコレート寒天培地（大腸菌など腸内細菌用等）を基本培地として用いるが，必要に応じてマンニット食塩寒天培地（黄色ブドウ球菌用），サブロー寒天培地（真菌類用）等も用いられる。

160　第4章　生活環境に係わる試験

図4-3　黄色ブドウ球菌の集落　　　　図4-4　黄色ブドウ球菌

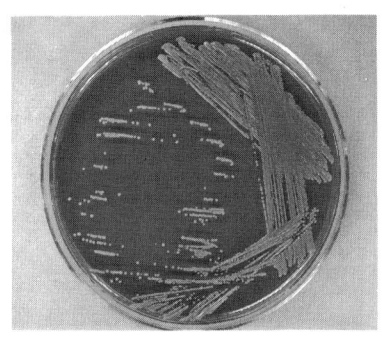

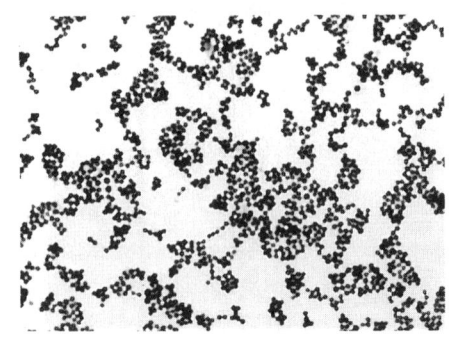

2）消毒薬：消毒用アルコール，逆性石けん，クロールヘキシジン（ヒビデン），クレゾール石けん，滅菌生理食塩液，石けん等。

④ 操　作　　BHI寒天培地は121℃，15分間高圧滅菌後，50℃前後に保温する。デオキシコレート寒天培地は滅菌不要で，加熱溶解後，50℃前後に保温しておく。

　滅菌生理食塩液の入った滅菌シャーレの中で片方の手指（消毒していないほうの手指）をよくもみ洗いし，その洗い水を被検液とする。被検液の希釈は手指の汚洗の程度によるが，滅菌生理食塩液を用いて10倍希釈法により，10倍から1,000倍まで3段階の希釈液を作る。それぞれの希釈液は各2枚宛の滅菌シャーレに1 mLずつ分注する。ついで，それぞれのシャーレに約50℃に保温したデオキシコレート寒天培地またはBHI寒天培地を約20 mL宛無菌的に流し込み，シャーレを水平に回転しながら被検希釈液とよく混和する。

　もう一方の手指は，消毒用アルコールあるいは他の消毒薬で十分消毒し，手指が乾いた後上記と同様の操作で，手指の被検液を調製して培地に混和する。培地は凝固後，37℃のふ卵器内でシャーレを倒置して培養する。デオキシコレート寒天培地は24時間，BHI寒天培地は48時間培養する。

　なお，流水での十分な手洗いや，多くのヒトが使用した後の有機物の混入した消毒液についても，消毒効果を比較検討するとよい。

2.2 ふき取り法

① **原　理**　手指の表面に付着した細菌による汚染を滅菌ガーゼ等でふき取り，細菌汚染の程度を簡便にみる方法である。

② **器　具**　滅菌ガーゼ，共栓広口希釈びんまたは三角フラスコ，滅菌シャーレ，滅菌ピペット，滅菌ピンセット，滅菌はさみ，滅菌用金属缶。

③ **培地および消毒薬**　（前項に準ずる。）

④ **操　作**　ガーゼは3×10 cmの大きさに切り，滅菌用金属缶に入れて滅菌しておく。滅菌用金属缶がない場合は，ガーゼを長い方向の両端を合わせながら3回折りたたみ，アルミ箔で包み，121℃，15分間高圧滅菌しておく。

　同様に共栓広口希釈びんに生理食塩水50 mLを入れ，高圧滅菌しておく。

　滅菌ピンセットでガーゼを取り出し，少量の滅菌生理食塩液で湿らせ，手指の特定した部分をていねいにふき取る。ガーゼはもとの滅菌共栓広口びんにもどし，激しく振りまぜ，これを被検液として使用する。

　前項，「1.1 手洗い法」の操作に準じてBHI寒天培地とデオキシコレート寒天培地に混合して混釈平板培地を作成し，ふ卵器内で培養する。培養後に集落数を計数することにより手指の細菌数を算出する。

2.3 手形法

① **原　理**　手指に付着している細菌や真菌類の汚染の程度を簡便にみる。市販のパームスタンプ培地を利用すると手軽で，手指の目で見えない細菌や真菌類の汚染，手指の手洗い効果や消毒効果などを実感することができる。

② **器　具**　大型の滅菌シャーレ（径18 cm以上）。

③ **培地および消毒薬**　前項に準ずるが，手のひら大に作成された特殊な生培地が市販されている。培地は目的により異なり，標準寒天培地（一般細菌），マンニット食塩寒天培地（ブドウ球菌），デオキシコレート寒天培地（大腸菌群），サブロー寒天培地（真菌）などが用いられている。

④ **操　作**　滅菌大型シャーレに滅菌した培地を厚さ約2～3 mmになるように流し込み，BHI寒天培地あるいはデオキシコレート寒天培地を作成する。必要に応じてマンニット食塩寒天培地やサブロー寒天培地を追加しても

よい。培地表面が十分乾燥したことを確認し，手掌面を培地表面に密着させ，手形をとる要領で軽くスタンプする。この際，培地の表面を傷つけないように注意して行う。

細菌を目的とする場合は，37℃のふ卵器内で1～2日間培養して判定する。真菌類の場合は，25℃で3～7日間培養して判定する。

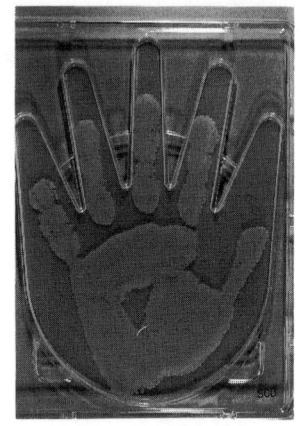

図4-5 大腸菌汚染をした手指のスタンプ

3. 口腔内細菌の検査

　　口腔常在細菌叢とは，口腔内に生息している多種多様な細菌で，歯垢（プラーク：細菌のかたまり）の大部分は生きた細菌により構成されている。むし歯の原因菌の一つとされているレンサ球菌（*Streptococcus mutans*）とその近縁菌，紡錘菌，嫌気性グラム陽性球菌および陰性球菌，乳酸桿菌等が多数常在している。さらに口腔内の頬粘膜表面，舌表面，歯の表面，歯肉溝内あるいは唾液中などは，環境が異なっており，それぞれ特有の常在細菌叢（表4-1）が存在している。

　　口腔内から30種類以上の細菌が分離されているが，口腔常在菌叢は常に一定しているのではなく，ヒトによってあるいは同じヒトであっても，年齢，健康状態，食事の内容，あるいは口腔の衛生状態などによって構成細菌の種類や比率は絶えず変化している。これらの微生物はお互いに口腔内で共生と拮抗的に働きながら，外から侵入する微生物に対する感染防御作用や免疫学的賦活作用等の人体に対して有益な役割をもっていることが推定されている。

3.1 口腔常在細菌叢の観察

① 原　理　　細菌はグラム染色によりグラム陽性菌と陰性菌の2種類に大別される。各自の歯垢塗抹標本をグラム染色して顕微鏡観察すると，口腔内に

3．口腔内細菌の検査　**163**

表4-1　口腔各部位における主な細菌の分布

細菌	部位				
	歯肉溝	プラーク	舌背	頬粘膜	唾液
Streptococcus salivarius	<0.5	<0.5	20	11	20
Streptococcus mitis	8	15	8	60	20
Streptococcus sanguis	8	15	4	11	8
Streptococcus mutans	?	0～50	<1	<1	<1
Enterococci	0～10	<0.1	<0.01	<0.1	<0.1
グラム陽性糸状菌	35	42	20	?	15
Lactobacilli	<1	<0.005	<0.1	<0.1	<1
Veillonella spp.	10	2	12	1	10
Neisseria spp.	<0.5	<0.5	<0.5	<0.5	<1
Prevotella oralis	5	5	4	?	?
Prevotella melaninogenica	6	<1	<1	<1	<1
Campylobacter sputorum	5	1	<0.5	<0.5	?
Spirochetes	2	<0.1	<0.1	0.1	<0.1
Fusobacterium spp.	3	4	1	?	<1

数字は血液平板培地を用いて嫌気培養を行った時に発育した全菌数に対する百分率（％）を示す。

は多種類のグラム陽性菌と陰性菌とが混在しているのが観察される。
② 器　具　　光学顕微鏡（油浸レンズ），スライドガラス，コッヘル，ガラス鉛筆，つま楊枝．
③ 試　薬　　グラム染色液，エタノール，油浸オイル
④ 操　作　　1）塗抹標本の作成：十分脱脂した清浄なスライドガラスの裏面からガラス鉛筆で直径1.5cm程の円を描く．スライドガラスの表面につま楊枝で取った歯垢を円形の端に置く．つま楊枝の反対面で滅菌した水の一滴（または水道の流水を滅菌した水でもよい）をスライドガラスにつけ，歯垢に水を少しずつ加えながら円形の上に均等に広げる．塗抹面を自然乾燥させる．

2）固定：バーナーの火炎中をゆっくり3回通して，殺菌と塗抹面の固定をする．

3）グラム染色後，顕微鏡を用いて観察する（160ページ参照）．
⑤ 結　果　　青紫色に染まっていればグラム陽性菌，赤色に染まっていれ

ばグラム陰性菌である。また，菌の形態についても球菌あるいは桿菌の鑑別を行う。

3.2 口腔内の衛生状態のチェック
（1）カリオスタット法（市販品あり）
滅菌綿棒で被検者の歯の表面を4～5回ていねいに拭い，歯垢を採取する。綿棒をそのまま滅菌済み培地が入ったアンプルに入れ，37℃で48時間培養する。歯垢中の細菌の量に応じて，細菌の出す代謝産物（酸）により培地の色調が下記のように変化する。黄色が強くなるほど歯の表面の汚染は大である。
アンプルの色の変化を観察する。

判定：青（元の色，－），緑（＋），黄緑（＋＋），黄色（＋＋＋）

（2）歯垢の染め出し法（市販品あり）
食用色素（例　赤色3号，104号等）を水に溶解して，1％溶液を作成する。はけで歯の表面に満遍なく塗布し，軽くうがいする。歯の表面に歯垢等が付着していれば，赤く染め出される。

また，錠剤も市販されている。1錠を口に含み前歯で細かくかみ砕き，舌で歯の表面全体に塗り付ける。ついで，水で軽くうがいをし，赤く染め出されているところが磨き残した歯垢のある部分である。手鏡を見ながら，赤く染め出された部分をハブラシで確実に落とし，良い歯磨き習慣を会得し，口腔内の衛生を確立する。

3.3 むし歯（う蝕）について
う蝕とは細菌によって引き起こされる歯牙硬組織の崩壊のことである。歯牙硬組織とはエナメル質，象牙質およびセメント質のことであり，いずれも無機質であるリン酸カルシウムとコラーゲンやα-ケラチンなどの硬タンパク質および多糖類などの有機質とから構成されている。したがって，う蝕とは歯質中のリン酸カルシウムの分解＝脱灰，および硬タンパク質の分解＝溶解 に基づいて生じる病理的変化のことである。

3．口腔内細菌の検査

（1）う蝕の病因に関する最近の考え方

現時点ではう蝕の成因および原因菌については異なった見解もあるが，う蝕が細菌の関与なしには生じないという点では意見は一致している。う蝕の病因に細菌が関与していることは次のことなどから明らかである。

① 未萌出歯はう蝕に罹患しないが，萌出して細菌叢に接触するとう蝕が発生する。
② 無菌動物にう蝕誘発飼料を与えてもう蝕は発生しない。しかし，レンサ球菌の一種である腸球菌とグラム陰性菌の組合せを口腔内に接種すると，う蝕が発生する。
③ う蝕に罹患しにくい系統のハムスターをう蝕感受性のハムスターと同居させるとう蝕が多発する。
④ 抗生物質の投与によって実験う蝕の発生頻度と程度を減ずることができる。
⑤ う蝕病巣から分離したレンサ球菌により，う蝕抵抗性ハムスターにう蝕を起こすことができる。

（2）う蝕の型と関連細胞

う蝕は病変の生ずる部位，構造別により

① 小窩裂溝う蝕
② 平滑面う蝕
③ 歯根面う蝕
④ 深部象牙質う蝕

に分けられている。それぞれの型のう蝕に関与すると考えられている細菌は表4-2のとおりである。

表4-2 実験動物におけるう蝕の型と細菌

う蝕の型	推定原因細菌
小窩裂溝う蝕	*Streptococcus mutans* *Lactobacillus* spp. *Actinomyces* spp.
平滑面う蝕	*Streptococcus mutans*
歯根面う蝕	*Actinomyces viscosus* *Actinomyces naeslundii* 他の線状桿菌 *Streptococcus mutans* *Streptococcus sanguis*
深部象牙質う蝕	*Lactobacillus* spp. *Actinomyces naeslundii* *Actinomyces viscosus* *Streptococcus mutans* 他の線状桿菌

(3) う蝕のメカニズム

　う蝕において認められる最も特徴的な変化は歯質の脱灰，すなわち硬組織中のリン酸カルシウムが分解されてカルシウムが溶出することであり，この化学変化は細菌が糖を発酵することによって産生される乳酸が原因であると考えられている。すなわち，歯質の病理的変化は酸による脱灰である。う蝕原性細菌の条件としては酸産生能の強い細菌であることが重要である。しかし，産生された酸が歯質に直接作用するためには，酸産生菌が歯面に定着して増殖することが必要で，産生された酸が一定時間，歯面に滞留していなければならない。このような条件を満たすのは歯垢であり，歯垢形成能はう蝕原性細菌に必要な条件である。

　このような性状を備えている細菌は*Streptococcus mutans*であり，この細菌によるう蝕形成のメカニズムもほぼ解明されている。

●参考文献

環境庁環境法令研究会編：環境六法，中央法規出版，1996
日本薬学会編：繁用衛生試験法と解説，南江堂，1996
東京大学医科学研究所学友会編：微生物学実習提要，丸善株式会社，1988
澤村良二ら：環境衛生学改定第2版，南江堂，1995
野田実治編：公衆衛生学実験，建帛社，1977
衛生技術会編：微生物同定法，衛生技術会，1983
厚生統計協会編：厚生の指標-国民衛生の動向，厚生統計協会，1996
奥脇義行編：新微生物学，建帛社，1994
和田攻編：衛生・公衆衛生学，医学書院，1988
近藤雅臣ら：衛生微生物学実習，講談社，1979
微生物研究法懇談会編：微生物学実験法，講談社，1976
三渕一二編：微生物学，南江堂，1987
斎藤誠ら編：日本の感染性腸炎，采根出版，1986

索 引

数字（頁数）に続くfは次頁，ffは以下数頁に記載のあることを示す．

●あ
アスマン通風乾湿球湿度計 18
アスマン通風乾湿計 18,21
アネロイド気圧計 71
アミノアンチピリンによる吸光光度法 125
暗振動 86
安静時代謝率 42
暗騒音 74

●い
イオン交換水 92
異常値の扱い 11
一時硬度 117,120
陰イオン界面活性剤 129

●う
ウィンクラー–アジ化ナトリウム変法 147
う蝕 164

●え
永久硬度 117,120
SI接頭語 2
SI単位系 1
エネルギー代謝率 42
met 41
遠紫外線 81
エンタルピー 42

●お
応急処置 6
オーガスト乾湿計 21
オートクレーブ 156
音の強さ 73
オルトフェナントロリン吸光光度法 123

温湿度指数 35
温度 4,16
温熱条件の評価法 32

●か
快適温度範囲 39
化学的酸素要求量 142,151
カ（華）氏 16f
ガスクロマトグラフ法 55
カタ温度計 28
カドミウム・銅カラム還元法 109,111
ガラス電極法 103
カリオスタット法 164
カルシウム硬度 117
乾き空気 42
感覚温度 32
換気量の測定 66
乾熱滅菌器 155

●き
気圧 70
気温 16
気湿 20
気動 27
吸光係数 107
吸光光度法 106
吸光度 107
凝結 20
気流 27
キレート滴定 117
近紫外線 81

●く
空気環境の管理基準 ... 15
空ごう気圧計 71
空中細菌 48,67
Grubbsの方法 12

グラム陰性菌 ... 158,162
グラム陽性菌 ... 158,162
クロ値（clo値） 41

●け
結合型シアン 132
結合残留塩素 120
結露 20
ケルビン 16
検知管法 53f,62
顕微鏡 158

●こ
高圧蒸気滅菌器 156
光化学オキシダント 46,57
口腔常在細菌叢 162
硬水 117
合成洗剤 129
硬度 117
黒球温度計 31
五点法 79
混釈平板法 137
コンラージ棒 138

●さ
サーミスタ温度計 96
最高最低温度計 19
作業強度 41
サフラニン液 157
ザルツマン法 58
酸性雨 45
酸性高温過マンガン酸法 151
サンプラ 59
残留塩素 120

●し
ジアゾ化法 57

シアン化合物 ……… 132	新有効温度 ……… 34	炭酸硬度 ………117,120
ジェチル-p-フェニレン	●す	●ち
ジアミン法 ……… 121	水銀気圧計 ……… 70	着衣量 ……… 41
紫外線 ……… 81	水酸化バリウム法 ……… 64	昼光率 ……… 79
紫外線強度計 ……… 82	水質基準 ……… 90,146	中紫外線 ……… 81
紫外線許容強度 ……… 83	数値の丸め方 ……… 8	直読式検知管 ……… 53
視覚濁度 ……… 97	●せ	●て
時間 ……… 4	正規分布 ……… 10	手洗い法 ……… 159
視感度 ……… 78	生物化学的酸素要求量	Dixonの方法 ……… 11
自記温度計 ……… 19	……… 146,149f	手形法 ……… 161
色度 ……… 100	生理食塩液 ……… 137	デジタル温湿度計 ……… 27
歯垢 ……… 162	赤外線ガス分析計 ……… 55	デジタル粉じん計 ……… 61
実験上の注意 ……… 5	赤外線吸収法 ……… 55	電気温度計 ……… 19
実効温度 ……… 32	セ(摂)氏 ……… 16f	電磁波 ……… 81
湿度 ……… 20	石けん ……… 129	●と
質量 ……… 3	絶対温度 ……… 17	透過率 ……… 106f
四点法 ……… 79	絶対湿度 ……… 20	透視度 ……… 99
湿り空気 ……… 42	絶対零度 ……… 17	透視度計 ……… 99
湿り空気線図 ……… 42f	全鉄 ……… 123	透視比濁用暗箱 ……… 98
煮沸消毒器 ……… 158	●そ	度数分布 ……… 9
臭気強度 ……… 101ff	騒音 ……… 73	塗抹平板法 ……… 138
臭気の分類 ……… 101	騒音計 ……… 73	塗抹棒 ……… 138
修正感覚温度 ……… 33	騒音調査表 ……… 76	トリエタノールアミン・
修正有効温度 ……… 33	騒音レベル ……… 75	パラロザニリン法 ……… 49
重力沈降形分粒装置 ……… 60	総硬度 ……… 117f	●な・に
昇華 ……… 20	測定値の処理 ……… 7	ナフチルエチレンジアミ
硝酸第二水銀法 ……… 112	測定値のまとめ方 ……… 9	ン吸光光度法 ……… 106
照度 ……… 78	●た	乳糖ブイヨン培地 ……… 139
照度基準 ……… 80	代謝量 ……… 41	●ね
消毒 ……… 155	体積 ……… 4	熱平衡 ……… 21
蒸発 ……… 20	大腸菌類 ……… 139,146	●は
蒸留水 ……… 92	濁度 ……… 97f	バイオクリーンベンチ
省令単位 ……… 2	濁度用比色管 ……… 98	……… 156
振動 ……… 83	WBGT指数 ……… 35	
振動レベル ……… 84f	単位 ……… 1	
振動レベル計 ……… 85f		
新標準有効温度 ……… 34		
シンメルブッシュ消毒器		
……… 156		

ハイロート型採水器 … 92
半値幅法 ………………… 56

●ひ
PMV ……………………… 36
光電池照度計 …………… 78
非炭酸硬度 ………… 117,120
非電離放射線 …………… 81
微風速計 ………………… 30
病原性大腸菌 ………… 140
標準寒天培地 ………… 137
標準状態換算係数 ……… 53
比容積 …………………… 42
表流水 …………………… 89
ピリジン-ピラゾロン吸
　光光度法 …………… 136
比率 ……………………… 3
ピンホールサンプラー法
　………………………… 68

●ふ
フォルタン気圧計 ……… 71
不快指数 ………………… 35
ふき取り法 …………… 161
輻射熱 …………………… 31

浮遊物質 ………… 146,153
浮遊粉じん ……………… 48
浮遊粒子状物質 … 46,48
プラーク ……………… 162
ふ卵器 ………………… 156
ブリリアントグリーン乳
　糖胆汁ブイヨン培地法
　………………………… 139
分光光度計 …………… 108

●へ・ほ
ペッテンコーヘル水温計
　………………………… 96
放射熱 …………………… 31
棒状温度計 ……………… 17
飽和空気 ………………… 20
飽和状態 ………………… 20
飽和水蒸気密度 ………… 20

●ま・む・め・も
マグネシウム硬度 …… 117
無臭味水 ……………… 102
滅菌 …………………… 155
メット値 ………………… 41
毛髪湿度計 ……………… 27

●や・ゆ
薬品の保管 ……………… 6
有害紫外線 ……………… 81
遊離型シアン ………… 132
遊離残留塩素 ……… 120ff

●よ
溶解性蒸発残留物 … 153f
溶存酸素 ……………… 146ff
予測温冷感申告 ………… 36

●ら・り
落下法 …………………… 67
硫酸アルミニウム凝集沈
　殿法 ………………… 111

●る
累度数曲線図 …………… 77
ルゴール液 …………… 157

●ろ
ロウボリウムエアサンプ
　ラ法 …………………… 59
露点 ………………… 20,42

著 者
執筆順

蔵楽　正邦	昭和女子大学名誉教授	
村松　　學	元武蔵野大学人間関係学部講師　医学博士	
栗原　文男	元武蔵野大学短期大学部教授	
叶多　謙蔵	元聖徳栄養短期大学教授	
小林とよ子	元東海学園大学人間健康学部教授　医学博士	

環境衛生学実験［第2版］

1997年（平成 9 年） 6 月10日　初 版 発 行～第 6 刷
2009年（平成21年） 4 月10日　第 2 版発行
2015年（平成27年） 4 月10日　第 2 版第 3 刷発行

著者代表　蔵　楽　正　邦
発 行 者　筑　紫　恒　男
発 行 所　株式会社 建帛社
　　　　　KENPAKUSHA

112-0011 東京都文京区千石 4 丁目 2 番地15号
　　　TEL（03）3 9 4 4 ― 2 6 1 1
　　　FAX（03）3 9 4 6 ― 4 3 7 7
　　　http://www.kenpakusha.co.jp/

ISBN 978-4-7679-1851-8　C3077　　　文唱堂印刷/愛千製本所
ⓒ蔵楽正邦ら, 1997, 2009　　　　　　　Printed in Japan
定価はカバーに表示してあります

本書の複製権・翻訳権・上映権・公衆送信権等は株式会社建帛社が保有します。
JCOPY 〈(社)出版者著作権管理機構　委託出版物〉
本書の無断複写は著作権法上での例外を除き禁じられています。複写される
場合は，そのつど事前に，(社)出版者著作権管理機構（TEL03-3513-6969，
FAX03-3513-6979，e-mail:info@jcopy.or.jp）の許諾を得て下さい。